Халида Ганцева
Наталья Захарова
Айман Сарсенбаева

Латентные формы язвенной болезни желудка и двенадцатиперстной кишки

Халида Ганцева
Наталья Захарова
Айман Сарсенбаева

Латентные формы язвенной болезни желудка и двенадцатиперстной кишки

LAP LAMBERT Academic Publishing

Impressum / **Выходные данные**

Bibliografische Information der Deutschen Nationalbibliothek: Die Deutsche Nationalbibliothek verzeichnet diese Publikation in der Deutschen Nationalbibliografie; detaillierte bibliografische Daten sind im Internet über http://dnb.d-nb.de abrufbar.

Библиографическая информация, изданная Немецкой Национальной Библиотекой. Немецкая Национальная Библиотека включает данную публикацию в Немецкий Книжный Каталог; с подробными библиографическими данными можно ознакомиться в Интернете по адресу http://dnb.d-nb.de.

Coverbild / Изображение на обложке предоставлено: www.ingimage.com

Verlag / Издатель:
LAP LAMBERT Academic Publishing
ist ein Imprint der / является торговой маркой
OmniScriptum GmbH & Co. KG
Heinrich-Böcking-Str. 6-8, 66121 Saarbrücken, Deutschland / Германия
Email / электронная почта: info@lap-publishing.com

Herstellung: siehe letzte Seite /
Напечатано: см. последнюю страницу
ISBN: 978-3-8465-4168-5

Сарсенбаева А.С., Захарова Н.А., Ганцева Х.Х.

**Латентные формы язвенной болезни желудка и
двенадцатиперстной кишки**

Научное издание

Сарсенбаева А.С., Захарова Н.А., Ганцева Х.Х.
Латентные формы язвенной болезни желудка и
двенадцатиперстной кишки - Саарбрюкен (Saarbrücken): LAP
LAMBERT Academic Publishing, 2014, 76стр.

ISBN - 978-3-8465-4168-5

Авторский коллектив:
 - Сарсенбаева Айман Силкановна – доктор медицинских наук, профессор кафедры Терапии, декан факультета дополнительного профессионального образования ГБОУ ВПО «Южно-уральский государственный медицинский университет» Министерства здравоохранения РФ, член-корреспондент РАЕН.

 - Захарова Наталья Альбертовна – ФКУ ГБ МСЭ ФМБА России, г. Снежинск.
врач терапевт, специалист по реабилитации, кандидат медицинских наук.

 - Ганцева Халида Ханафиевна – заведующий кафедрой внутренних болезней Башкирского медицинского университета, доктор медицинских наук, профессор, лауреат III Всероссийского конкурса проектов по здоровому образу жизни «Здоровая Россия» МЗ РФ в номинации «Лучший региональный проект » (2013).

ОГЛАВЛЕНИЕ

ВВЕДЕНИЕ

Актуальность проблемы. Несмотря на достигнутые в последние годы успехи, проблема язвенной болезни желудка и двенадцатиперстной кишки не теряет своей актуальности [9, 69]. Данные мировой статистики свидетельствуют, что язвенная болезнь остается одним из наиболее часто встречающихся заболеваний внутренних органов. В России распространенность данного заболевания среди взрослого населения составляет около 12%, а результаты патологоанатомических исследований дают более высокие цифры – 28%, что может свидетельствовать о латентном течении заболевания у многих больных [33]. Доказано, что ведущее значение в этиопатогенезе язвенной болезни, в настоящее время, придается H. pylori-инфекции. Однако, несмотря на введение в стандарты лечения эрадикационных схем, проблему H. pylori-ассоциированной язвенной болезни нельзя считать решенной. Так, по данным ряда российских авторов: Авакимяна В.А с соавт, [2, 3], Шапошникова В.И, [56], Ступина В.А., [43], в России отмечается рост осложнений ЯБ, таких как кровотечения и перфорации. Уровень летальности от язвенных кровотечений остается высоким – до 15%, и практически не меняется в последние 20 лет [19]. Несмотря на неоспоримые успехи внедрения в клиническую практику различных схем эрадикационной терапии H. pylori, ожидаемого снижения частоты рецидивов язвенной болезни в стране не произошло [11]. Следует отметить отсутствие российских многоцентровых исследований распространенности H. pylori, что затрудняет оценку, как распространенности этой инфекции, так и ее динамики во времени [30]. Оценка эпидемиологических показателей, прежде всего, для планирования профилактической работы и контроля заболеваемости. Актуальность изучения язвенной болезни определяется и тем, что данное заболевание имеет не только медицинское, но и социально-экономическое значение, что подчеркивает необходимость совершенствования тактики лечения этой группы больных [29].

Выявление популяции с высокой распространенностью H. pylori позволяет формировать целевые группы для экономически целесообразных вмешательств, поскольку H. pylori является модифицируемым фактором риска ряда ассоциированных с ним заболеваний [30].

Для клинической медицины важно понимать закономерности и особенности формирования каждого типа патологии, выделять неблагоприятные и благоприятные факторы, влияющие на ее течение, их приоритетность, анализировать доступность методов диагностики, лечения и профилактики заболевания [59].

В доступной литературе недостаточно встречаются сведения, раскрывающие многообразие взаимосвязей между клиническими, эндоскопическими, иммунологическими сдвигами, психоэмоциональными изменениями в организме человека при язвенной болезни. Не достаточно разработаны методы неинвазивной (неэндоскопической) диагностики данного заболевания. Мало освещены вопросы профилактики язвенной болезни, повышения приверженности пациентов к лечению. В связи с этим оптимизация диагностики и лечебно-профилактических мероприятий у пациентов с язвенной болезнью трудоспособного возраста является актуальной.

У части пациентов обострение язвенной болезни может протекать малосимптомно или бессимптомно, симптомы сглаживаются или даже инвертируются, что дезориентирует и врача и пациента. Вопросы распространенности латентных форм язвенной болезни, своевременного их выявления до наступления осложнений и прогнозирования обострения язвенной болезни без клинических симптомов в доступной литературе не освещены. Учитывая недостаточную изученность проблемы в целом, противоречивость имеющихся сведений, является актуальным изучение клинически латентных форм язвенной болезни в группе диспансерного наблюдения, выявление факторов риска обострения, уточнение характера сопутствующей патологии, оценка иммунологических особенностей организма с целью повышения эффективности диагностики обострения, лечения и вторичной профилактики язвенной болезни у пациентов, состоящих на диспансерном учете.

ГЛАВА 1. Helicobacter pylori – ассоциированная язвенная болезнь желудка и двенадцатиперстной кишки на современном этапе

Одним из достижений для отечественной системы организации медицинской помощи является реальная профилактическая направленность [12]. Документами, регламентирующими динамическое наблюдение за лицами, подлежащими диспансеризации по поводу ЯБ, являются: приказ МЗ РФ № 770 от 30 мая 1986г. о порядке проведения всеобщей диспансеризации населения; приказ Министерства здравоохранения и социального развития РФ № 539 от 29 августа 2005г. « О мерах по совершенствованию организации гастроэнтерологической помощи населению РФ; приказ Министерства здравоохранения и социального развития РФ № 187 от 22 марта 2006г. «О системе управления приоритетным национальным проектом в сфере здравоохранения», приказ Министерства здравоохранения и социального развития РФ № 415н от 02.06.2010г. «Об утверждении порядка оказания медицинской помощи населению при заболеваниях гастроэнтерологического профиля».

Одной из важных задач приоритетного Национального проекта в сфере здравоохранения является совершенствование профилактических мероприятий [13].

Под диспансеризацией понимается активное динамическое наблюдение за состоянием здоровья определенных контингентов населения (здоровых и больных), взятие этих групп на учет с целью раннего выявления, динамического наблюдения и комплексного лечения заболевших, проведения мероприятий по оздоровлению их условий труда и быта, предупреждению развития и распространения болезней, восстановлению трудоспособности и продлению периода активной жизнедеятельности. Основная цель диспансеризации состоит в сохранении и укреплении здоровья населения, увеличении продолжительности жизни людей и повышении производительности труда работающих путем активного выявления и лечения начальных форм заболеваний, изучения и устранения причин, способствующих возникновению и распространению заболеваний [84].

Большое значение имеет осуществление диспансеризации в гастроэнтерологической практике, в частности, пациентов, страдающих ЯБ [11]. В России на диспансерном учете находится около 3 млн. больных ЯБ [78]. Отсутствие уменьшения числа осложнений заболевания (желудочно-кишечных кровотечений, перфораций) в России за последние годы [11] обуславливают необходимость в новой оценке роли факторов риска, сопутствующих заболеваний, адекватности диагностики, лечения и профилактики данного заболевания. Актуальность изучения факторов риска определяется высокой перспективностью профилактического подхода к лечению язвенной болезни [62]. Однако профилактика невозможна без четкого определения роли отдельных общеизвесных факторов риска, влияющих на развитие заболевания [25].

Открытие H. pylori и доказательство его ведущей этиологической роли в развитии ЯБ, разработка в связи с этим новых методов диагностики и схем лечения создают предпосылки для разработки более совершенных методов диспансерного учета больных [18]. Получение аргументированных доказательств инфекционного генеза ЯБ ведет к необходимости введения в стандарты диспансерной помощи пациентам с ЯБ диагностических тестов, направленных на выявление у них H. pylori-инфекции и проведения целенаправленной антихеликобактерной терапии у больных в диспансерной группе независимо от активности язвенного процесса.

ГЛАВА 2. Факторы вирулентности H. pylori-инфекции

Место обитания H. pylori – слизистая оболочка желудка. Известно, что более чем 90% бактерий находятся в слое слизи, покрывающем желудочный эпителий, 10% - непосредственно контактирует с поверхностью клеток желудочного эпителия [34]. Различают неспецифические и специфические факторы вирулентности H. pylori [52].

2. 1. Неспецифические факторы вирулентности

Одним из важных факторов вирулентности H. pylori является наличие у неё жгутиков, благодаря которым обеспечивается быстрое движение микроорганизма в слое густой слизи, защищающей слизистую желудка от воздействия кислоты, её хемотаксис в места скопления других бактерий этого вида и быстрая колонизация слизистой [37].

Липополисахариды и белки наружной оболочки бактерии обладают свойством адгезии к наружной оболочке мембран клеток слизистой желудка.

Важным фактором вирулентности бактерии, и ее способности выживать в кислой среде желудка является способность продуцировать уреазу, осуществляющую гидролиз мочевины до двуокиси углерода и аммиака. Аммиак, образующийся под влиянием уреазы, нейтрализует соляную кислоту желудка и обеспечивает бактерии защитное «аммиачное облако» – локальное поддержание комфортного для неё pH (около 6-7), обладая в то же время цитотоксическим действием [34]. Аммиак повреждает клетки эпителия желудка, нарушая клеточное дыхание и энергетический барьер [34], а также способен повреждать мембраны фагоцитов, уменьшая их активность. Уреаза гидролизирует белки, входящие в состав слизи желудка, что позволяет H. pylori проникать в подслизистый слой и адгезироваться на клетках [60]. Более того, уреаза может оказывать прямое ингибирующее действие на фагоцитоз. Гемагглютинины, находящиеся на поверхности мембраны H. pylori, тормозят процессы адгезии, что также препятствует фагоцитозу. В результате полного торможения фагоцитоза не происходит, однако уровень его оказывается крайне низким [58]. Секретируемые бактерией во внешнюю среду литические ферменты – муциназа, протеаза, липаза – вызывают деполимеризацию, растворение защитной слизи и повреждение слизистой желудка.

H. pylori продуцирует также супероксиддисмутазу – фермент, препятствующий контакту бактериальной клетки с лейкоцитами, и каталазу, которая нейтрализует пероксид водорода в фагоцитарных вакуолях и предохраняет микроорганизм от действия активных радикалов, выделяемых макрофагами [37].

Таким образом, к неспецифическим факторам вирулентности H. pylori относят подвижность, которая осуществляется благодаря жгутикам, способность к адгезии, резистентность к действию кислот, продукцию ряда энзимов (уреазы, супероксиддисмутазы) и молекул клеточной адгезии, позволяющих ему колонизировать слизистые оболочки желудочно-кишечного тракта.

2. 2. Специфические факторы вирулентности

В геноме H. pylori есть гены, ассоциированные с повышенной патогенностью микроорганизма. Это, в частности, VacA, CagA, Ice A, BabA. [60].

Вакуолизирующий цитотоксин – VacA и бёлок – продукт цитотоксин ассоциированного гена – CagA относят к наиболее изученным факторам вирулентности H. pylori. Это отражено в материалах XXШ Европейской группы по изучению H. pylori (EHSG) [72].

Ген VacA кодирует образование вакуолизируещего цитотоксина VacA, образующегося у 50-70% штаммов H. pylori. Этот цитотоксин вызывает образование вакуолей в эпителиоцитах, повреждение и гибель клеток слизистой желудка. Кроме того, он ингибирует секрецию кислоты в желудке, увеличивает секрецию пепсиногена, повреждает митохондрии, дезорганизует цитоскелет клеток желудочного эпителия, индуцирует апоптоз [34].

Ген CagA является маркером островка патогенности, который кодирует образование протеина CagA. В зависимости от наличия гена CagA H. pylori подразделяют на CagA-позитивные и CagA-негативные [37]. CagA-позитивные штаммы вызывают более сильное воспаление, нейтрофильную инфильтрацию и продукцию ряда цитокинов, в том числе интерлейкина-6 и интерлейкина-8 [60]. Они характеризуются более быстрым и более злокачественным развитием патологии, чем CagA–негативные штаммы. У пациентов, колонизированных CagA-позитивным штаммом, в 12 раз увеличивается риск развития кишечной метаплазии. Эрадикация H. pylori приводит к уменьшению кишечной метаплазии и атрофии. Следствием этого является уменьшение риска развития рака желудка [65].

Таким образом, результатами ряда крупных исследований подтверждается, что CagA и другие цитотоксичные штаммы H. pylori играют важную роль в ульцерогенезе [60]. Однако эту точку зрения разделяют не все авторы. Клиническое значение CagA–штаммов H. pylori остается предметом дискуссий.

H. pylori является наиболее генетически гетерогенным из известных микроорганизмов. Высокий полиморфизм и изменчивость популяции H. pylori обусловливает различные клинические последствия инфицирования разными штаммами. Генетическая вариабельность имеет три основных источника: точечные мутации, появляющиеся в результате ошибок репликации в нормальных или поврежденных матрицах ДНК; смещение ДНК путем рекомбинации, которое часто опосредуется транспозонами и повторяющимися последовательностями; латеральный перенос генов от внешнего донора [55]. По мнению С.З. Чукова и др. [55], H. pylori избирают путь мутаций ДНК в качестве стратегии адаптации к изменениям среды. Важным примером этой стратегии служит развитие антибиотикорезистентности.

Известно более 40 штаммов H. pylori, имеющих различную патогенность, вирулентность и чувствительность к антибактериальным препаратам. Однако причина того, что инфицирование H. pylori приводит к заболеваниям разной тяжести течения и исходам, кроется не только в генетической гетерогенности бактерии, но и в особенностях организма больного [8], а также ряде способствующих условий, таких как наличие факторов риска и сопутствующей патологии [5, 68].

Чтобы достичь излечения ЯБ, ассоциированной с H. pylori, необходимо элиминировать возбудителя и реабилитировать индуцированные данной инфекцией дисфункциональные изменения системной и местной иммунной системы и клеток слизистой оболочки желудка [45].

ГЛАВА 3. H. pylori-инфекция и некоторые вопросы иммунного ответа.
Роль цитокинов

Развитие и прогрессирование хронического воспаления в желудке происходит в рамках тесного взаимодействия трех основных факторов – иммунного, инфекционного и морфологического [14].

Изучению местного и системного иммунитета при ЯБ в настоящее время уделяется большое внимание, в литературе появляются все новые и новые публикации [9, 36]. Ведь, несмотря на открытие ведущей этиологической роли H. pylori в развитии язвенной болезни и разработку современных эрадикационных схем лечения, добиться ремиссии заболевания удается не всегда. Высокая частота мутаций, низкая иммуногенность позволяют H. pylori «ускользать» от контроля иммунной системы, адаптироваться к ее изменениям, длительно персистировать в организме [60]. Кроме того, мощная антибактериальная терапия часто приводит к развитию дисбиоза кишечника, оказывает умеренное иммуносупрессивное действие [45]. В свою очередь, прогрессирование ЯБ истощает механизмы адаптации и приводит к развитию вторичного иммунодефицита [53].

Я.С. Циммерманом и Е.Н. Михалевой [53] разработана концепция иммуноульцерогенеза, согласно которой патологическое действие H. pylori на слизистую оболочку желудка и двенадцатиперстной кишки возможно только у той части популяции, у которой сформировалась недостаточность защитных, в первую очередь, иммунных механизмов. И только сочетанное влияние H. pylori и иммунологических нарушений может в определенных условиях вызвать развитие ЯБ.

При инфицировании H. pylori, как и при любой другой инфекции, первыми включаются в защиту организма факторы неспецифической резистентности – фагоциты и мононуклеарные клетки. Внедрившись в организм, микробы вырабатывают и выделяют вещества, которые распознаются соответствующими рецепторами на поверхности фагоцитов, что приводит к активации этих клеток, их миграции в очаг инфекции, появлению полиморфноядерной инфильтрации слизистой оболочки [21].

Структуры и компоненты H. pylori – оболочка, жгутики, цитотоксический иммунодоминантный белок (CagA), вакуолизирующий токсин (VacA), уреаза, липополисахариды и др. обладают антигенными свойствами [51]. Они активируют иммунокомпетентные клетки (макрофаги, Т- и В- лимфоциты), стимулируют синтез цитокинов и антител, индуцируют неспецифическое воспаление, а также специфический местный и общий системный иммунные ответы макроорганизма, опосредуемые клеточными и гуморальными факторами [51]. Антигенная стимуляция H. pylori сопровождается повышенным синтезом циркулирующих антихеликобактерных антител [28]. Увеличение содержания антихеликобактерных антител в сыворотке крови – отражение системной иммунной реакции организма на локальное повреждение, ассоциированное с H. pylori, в желудке, двенадцатиперстной кишке, формирование системного иммуного ответа, реализуемого иммуноглобулинами (Ig) разных классов [51]. Системный ответ заключается, как правило, в транзиторном повышении уровня IgM с последующим нарастанием уровня специфических IgA и IgG. После колонизации желудка H. pylori уровень специфического IgM в крови быстро повышается и возвращается к нормальному уровню в течение нескольких дней. В то же время IgG и IgA начинают синтезироваться несколько позже, однако их уровни сохраняются длительно, постепенно снижаясь в случае полной эрадикации возбудителя [51]. Антихеликобактерные антитела классов IgA, IgM, IgG в периферической крови можно определить при помощи серологической диагностики. По мнению Л.Б. Лазебника с соавт. определение спектра специфических АТ к H. pylori имеет не только диагностическое значение для выявления хеликобактериоза, но позволяет опосредованно судить об интенсивности колонизации H. pylori слизистой оболочки желудка, активности инфекционного, воспалительного, атрофического, дегенеративного процессов, их динамике, прогнозе заболевания [27].

В развитии любого воспалительного процесса, а также в его исходе, главную роль играет равновесие продукции, экспрессии и ингибиции синтеза провоспалительных цитокинов [48].

Цитокины (ЦК) являются неотъемлемыми участниками иммунных реакций [54]. Это низкомолекулярные белки, эндогенные биологически активные медиаторы, обеспечивающие передачу сигнала, обмен информацией между разными видами клеток внутри одного органа, связь между органами и системами, как в физиологических условиях, так и при действии различных патогенных факторов. У здоровых лиц ЦК продуцируются в минимальных количествах, достаточных для проявления биологического эффекта, при патологических состояниях их содержание многократно возрастает [49]. В настоящее время идентифицировано более 100 ЦК, и их число продолжает пополняться. К ЦК относятся следующие основные группы: интерлейкины (IL), интерфероны, факторы некроза опухоли, факторы роста, хемокины, колониестимулирующие факторы и др. [40].

Цитокины играют ведущую роль в регуляции основных этапов иммунного ответа: регулируют интенсивность местных и системных патологических процессов. Заболевания желудка сопровождаются изменением содержания ЦК в поврежденной ткани и прилегающей зоне, характеризующим интенсивность местного иммунного ответа. Выраженное увеличение концентрации ЦК в периферической крови является отражением системной реакции организма, в частности иммунной системы, на локальные повреждения органов и может служить одним из показателей интенсивности воспалительного, иммунного процессов, активности, прогрессирования заболевания [26].

H. pylori увеличивает экспрессию провоспалительных цитокинов – IL-8, IL-6, IL-1β, TNF, вызывает индукцию апоптоза эпителиоцитов слизистой оболочки желудка [8, 50].

Большое значение в развитии H. pylori-ассоциированных заболеваний исследователями придается IL-8. При адгезии H. pylori на эпителиоциты в первую очередь происходит синтез IL-8, представляющего собой индуктор природного защитного воспалительного ответа через стимуляцию адгезии нейтрофилов к эндотелию [21]. Активируя нейтрофилы, IL-8 приводит к их дегрануляции, выбросу лизосомальных ферментов, лейкотриенов и реактивных метаболитов кислорода, которые обладают повреждающим слизистую оболочку действием. Активированные нейтрофилы и сами начинают продуцировать IL-8, усугубляя имеющиеся нарушения. Далее происходит каскадная реакция с выработкой макрофагами большого количества фактора некроза опухоли альфа (TNF-α), IL-1β и других цитокинов. Липополисахарид клеточной стенки H. pylori также играет важную роль в запуске и стимуляции продукции IL-8 [21].

Установлено, что наиболее интенсивный цитокиновый ответ характерен для штаммов H. pylori 1 типа, вырабатывающих CagA белок. Наблюдается отчетливая разница в выработке IL-8 эпителиоцитами желудка при инкубации их с CagA-позитивными и CagA-негативными штаммами H. pylori [37]. Так, при инфицировании штаммами H. pylori I типа, вырабатывающими CagA-белок и VacA-цитотоксин, наблюдалась более высокая индукция IL-8 в эпителии, CagA-негативные штаммы индуцировали выработку IL-8 в значительно меньших количествах, коррелирующих со степенью воспалительных изменений слизистой оболочки. Учитывая подтвержденную большинством авторов взаимосвязь CagA-позитивных штаммов H. pylori с риском развития ЯБ, можно предположить, что уровень активности данного цитокина может быть одним из факторов, определяющих исход инфицирования [21].

IL-6 является цитокином с широким диапазоном биологической активности, продуцируется как лимфоидными так и нелимфоидными клетками. IL-6 регулирует иммунный ответ, острофазный ответ, воспаление, онкогенез и гемопоэз. Одной из основных функций IL-6 является регуляция процессов созревания антителопродуцирующих клеток из B-лимфоцитов и самой продукции иммуноглобулинов. IL-6 участвует в активации Т-лимфоцитов, индуцирует синтез многих острофазных белков. Повышение уровня IL-6 отмечено при многих воспалительных заболеваниях, в том числе при обострении язвенной болезни желудка и двенадцатиперстной кишки.

Сегодня обнаружены новые особые белки в СО, представляющие собой молекулы под названием MUC1, которые важны для защиты СО от бактерий. Рецепторы этого белка при инфицировании H. pylori соединяются с бактериальной клеткой и тормозят дальнейшую инвазию бактерии. Первоначально низкое их содержание приводит к распространению инфекции H. pylori [67].

По мнению И.А. Морозова [35], переходу инфекции в хроническую фазу (персистирование инфекции) способствуют определенные свойства H. pylori: во-первых, это низкая иммуногенность всех антигенных компонентов бактерии, во-вторых, способность H. pylori к мимикрии и к экспрессии антигенов, очень близких к некоторым антигенам человека (например, к Levis-антигенам группы крови); в-третьих, это способность H. pylori оказывать модифицирующее влияние на состав моноцитарного инфильтрата, особенно на Т-лимфоциты. Полноценный протективный иммунитет может быть сформирован при преобладающем количестве Th1-го типа. Преимущественный же Th2-тип иммунного ответа предопределяет персистирование бактерий и хронизацию патологического процесса. Таким образом, при хронизации H. pylori инфекции у человека в составе Т-клеточного инфильтрата собственной пластинки слизистой оболочки начинают преобладать Т-хелперы 2-го типа, секретирующие IL-4 и IL-6. Активация Th2-клеточного ответа вызывает преимущественную трансформацию В-лимфоцитов в плазмоциты, продуцирующие IgG. В то же время IgG не способны обеспечить протективный иммунитет в слизистой оболочке желудка.

Таким образом, развитие язвенной болезни желудка и двенадцатиперстной кишки сопровождается нарушением всех звеньев иммунного ответа [45]. Изучение динамики цитокинового профиля и динамики показателей специфических АТ к H. pylori у больных с язвенной болезнью имеет важное прогностическое значение [47], поскольку позволяет судить об интенсивности воспалительных, инфекционных, иммунопатологических процессов, динамике заболевания, а также эффективности проводимой терапии.

ГЛАВА 4. Современные методы диагностики H. pylori-инфекции

Необходимость своевременного выявления H. pylori, а также контроля эффективности проводимой терапии обусловили быстрое развитие и совершенствование методов диагностики данной инфекции.

За период изучения инфекции H. pylori было разработано большое количество методов диагностики, позволяющих выявлять и идентифицировать этот микроорганизм. И с каждым годом спектр диагностических возможностей для выявления H. pylori расширяется [6, 63]. Однако ни один из существующих методов диагностики нельзя считать универсальным [6].

Все диагностические методы можно разделить на инвазивные и неинвазивные. В основе инвазивных методов лежит исследование биоптата, полученного при эндоскопии [23, 77, 142, 175]. Неинвазивные не требуют проведения эндоскопического исследования. На рис. 1 схематически показаны различные методы диагностики.

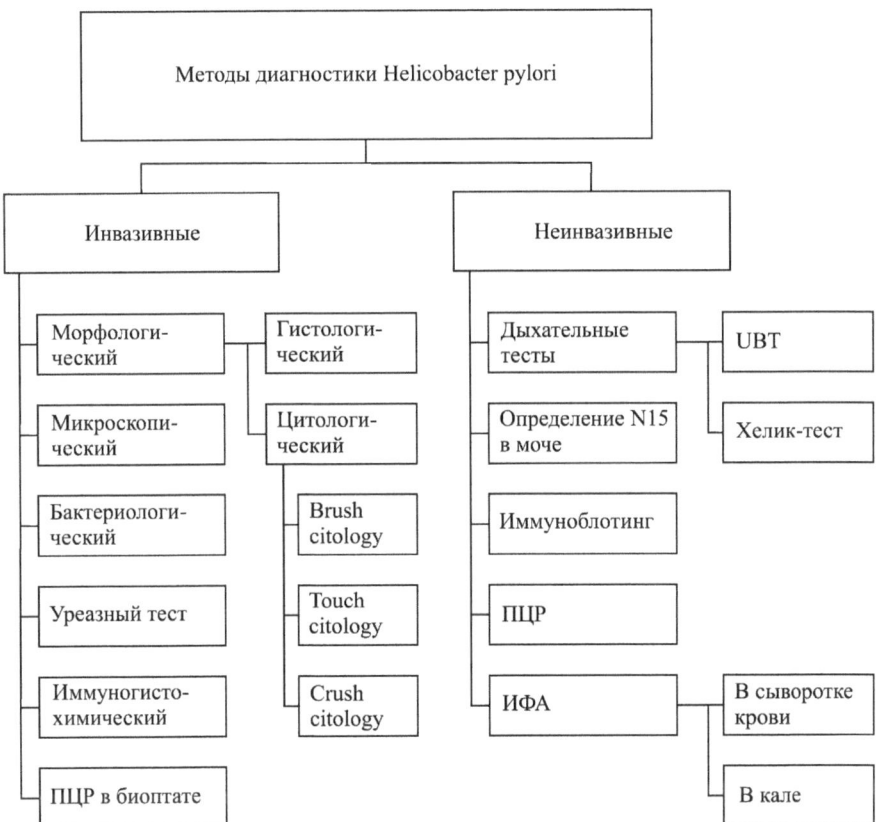

Рис. 1 Методы диагностики H. pylori-инфекции

Каждый метод обладает свойственными ему преимуществами и недостатками, а также особенностями, которые определяют его место и показания к применению в клинической практике. Сравнительная оценка методов диагностики основывается на двух характеристиках метода – чувствительности и специфичности. Чувствительность метода – это вероятность получения с его помощью истинно положительного результата, специфичность метода – вероятность получения истинно отрицательного результата [75].

4.1. Инвазивные методы

4.1.1. Морфологические методы

4.1.1.1. Гистологический метод

Метод является «золотым стандартом» диагностики инфекции. Его специфичность оценивается как 97%, а чувствительность – 80-90% [17]. Это прямой метод диагностики H. pylori. Для получения достоверных результатов диагностического исследования необходимо исследовать несколько образцов слизистой оболочки. При язвенной болезни допустимо исследование 2 образцов слизистой оболочки антрального отдела желудка. Из применяемых окрасок наиболее чувствительными являются окраска бактерии в гистологических препаратах слизистой оболочки желудка акридиновым оранжевым, по Гимзе; несколько меньше информативность при окраске по Граму и по Вортину–Стэрри. Морфологический метод остается единственным количественным методом исследования обсемененности СОЖ H. pylori, так как только он коррелирует с данными обсемененности по результатам бактериологического исследования. Огромное преимущество метода – возможность оценить состояние слизистой оболочки желудка, а не только наличие H. pylori [6]. Данный метод позволяет судить о глубине поражения слизистой оболочки, исключить мальтому и рак желудка. Недостатком метода является его трудоемкость.

Степень обсемененности слизистой оболочки желудка инфекцией H. pylori оценивается методом световой микроскопии по критериям Л.И. Аруин с соавт. от 1995 г, согласно которым выделяют три степени обсемененности слизистой оболочки:

– слабая (+) – до 20 микробных тел в поле зрения;

– средняя (++) – 20-50 микробных тел в поле зрения;

– высокая (+++) – более 50 микробных тел в поле зрения.

4.1.1.2. Цитологический метод

Метод основан на выявлении бактериальных тел в мазках-отпечатках биоптатов СОЖ. В зависимости от способа получения материала из желудка различают несколько вариантов метода:

– crush cytology – раздавливание биоптата;
– touch cytology – прикосновение и отпечаток поверхности биоптата к предметному стеклу;
– brush cytology – получение пристеночной слизи с помощью специальной щеточки, входящей в комплект современных эндоскопов.

Метод обладает низкой чувствительностью – в среднем 18-20%. H. pylori в цитологических препаратах можно выявить только в случае максимального обсеменения слизистой оболочки.

4.1.2. Микроскопический метод

Метод исследования с применением светового микроскопирования оказывается достаточно чувствительным и специфичным лишь при относительно высокой степени обсемененности слизистой оболочки желудка. При низкой же степени обсеменения результаты могут быть неудовлетворительными. Повысить чувствительность и специфичность микроскопического метода исследования можно в результате использования люминисцентного, иммунофлуоресцентного микроскопирования препаратов. Возможно использование иммуноцитохимического и электронно-микроскопического исследований. Однако последние виды исследования отличаются высокой стоимостью, требуют участия немедицинского технического персонала высокой квалификации [17].

4.1.3. Бактериологический метод выявления H. pylori

Посев биоптата слизистой оболочки желудка на дифференциально-диагностическую среду является основным методом диагностики H. pylori, позволяющим получить наиболее полное представление о биологических характеристиках штамма H. pylori. Это самый высокоспецифичный метод (100%) лабораторной диагностики, не дающий ложноположительных результатов, его чувствительность достигает 90% [6]. Выделение культуры возбудителя имеет большое значение для подбора антибактериальной терапии в случае резистентности H. pylori к стандартной антихеликобактерной терапии. Однако для получения результата при классическом варианте бактериологической диагностики H. pylori необходимо несколько дней. К недостаткам метода помимо длительности исследования, можно отнести и необходимость специального оборудования, питательных сред, реактивов для идентификации возбудителя.

4.1.4. Быстрый уреазный тест

Суть метода заключается в определении уреазной активности в биоптате слизистой оболочки желудка путем помещения его в жидкую или гелеобразную среду, содержащую субстрат, буфер и индикатор. Чувствительность и специфичность большинства уреазных тестов составляют от 85 до 100% [17, 38]. Так, чувствительность отечественного уреазного Хелпил-теста колеблется от 74 до 95%, специфичность – от 90 до 96% [38]. Метод удобен тем, что занимает всего несколько минут, прост в исполнении и недорог, а исследуемый биоптат может быть далее направлен на гистологическое исследование. Преимуществами уреазных тестов являются: простота проведения, получение результата быстрее, чем морфологическим методом. К недостаткам всех уреазных тестов в целом следует отнести косвенную, а не прямую сущность метода, т.е. обнаружение не H. pylori как такового, а лишь его уреазной активности.

Тест может дать ложноотрицательный результат, т. к. обладает достаточной чувствительностью и специфичностью при относительно высокой обсемененности образцов H. pylori. При низкой обсемененности высока частота ложноотрицательных или ложноположительных результатов (контаминирование материала другими продуцентами), а также невозможность оценить состояние СОЖ [17]. Экспрессия фермента кроме H. pylori характерна для таких микроорганизмов, как Proteus mirabilis, Proteus vulgaris, Morganella Morganii, Providencia rettgeri, Providencia stuartii, Klebsiella pneumoniae,

Klebsiella oxitoca, но H. pylori превосходит их по интенсивности экспрессии фермента в 2-10 раз [71]. Несмотря на указанные недостатки, быстрый уреазный тест вполне адекватен требованиям диагностики, так как ни один другой микроорганизм не заселяет СОЖ в таком большом количестве и не обладает столь мощной уреазной активностью. Однако антисекреторная терапия снижает эффективность уреазных тестов, поэтому прием антисекреторных препаратов должен быть прекращен за 14 дней до обследования [38].

4.1.5. Полимеразная цепная реакция (ПЦР) в биоптате СОЖ

ПЦР в биоптате признана надежным и точным методом диагностики H. pylori-инфекции; она позволяет диагностировать хеликобактериоз и в тех случаях, когда H. pylori приобретает кокковидную форму, а уреазные тесты дают ложноположительный результат. Согласно литературным данным, чувствительность метода колеблется от 81 до 91%, а специфичность приближается к 100% [38].

Важным отличием данного метода от других является то, что посредством ПЦР может быть осуществлена не только предельно точная идентификация выделенных культур H. pylori, дифференциация рецидива от реинфекции, но и оценены степень их патогенности и профиль антибиотикорезистентности.

4.1.6. Иммуногистохимический метод

Биопсийный материал, фиксированный в формалине и залитый в парафин, обрабатывается моноклональными антителами против H. pylori. Готовые к применению коммерческие наборы с моноклональными антителами работают при разведении 1:200000 и избирательно окрашивают только H. pylori.

4.2. Неинвазивные тесты

В настоящее время в диагностике хеликобактериоза широко применяются неинвазивные тесты.

4.2.1. Дыхательные тесты: Urea Breath Test (UBT), ХЕЛИК-тест

Уреазный дыхательный тест (UBT) заключается в определении в выдыхаемом больным воздухе изотопов 14С или 13С, которые выделяются в результате расщепления в желудке больного меченной мочевины под действием уреазы бактерии H. pylori. Он считается наиболее точным для диагностики H. pylori из неинвазивных методов. Его существенными минусами являются низкая портативность, высокая стоимость, необходимость приема меченой мочевины и дорогого оборудования для детекции С13. [38]. Пока в нашей стране не налажена широкая сеть лабораторий, обеспеченных масс-спектрометрией, лазерно-диодной спектрометрией или другими способами оценки С13/С12, метод С13 UBT остается не только дорогим, но и малодоступным, а также недостаточно информативным в связи с возможным снижением его точности из-за необходимости транспортировки материала [17, 38]. В отличие от данного метода отечественный Хелик-тест с индикаторной трубкой, так же основанный на уреазной активности H. pylori, доступен любому медицинскому учреждению, доступный по стоимости, не требует использования изотопов, результат известен сразу после проведения исследования [22].

4.2.2. Иммуноферментный анализ определения H pylori

4.2.2.1. ИФА с определением в сыворотке крови Cag A AT к H. pylori

Длительное персистирование H. pylori в организме человека сопровождается продукцией специфических антител, которые можно обнаружить с помощью серологического метода.

С целью определения иммуноглобулинов используют реакцию непрямой гемагглютинации и реакцию связывания комплемента. Наиболее надежным из всех методов иммунологической диагностики является классический ИФА с количественным определением в сыворотке или плазме крови AT к H. pylori. Реакция ИФА позволяет выявить наличие в сыворотке крови антител разных классов на антигены H. pylori (IgG, IgA, IgM). Возможен контроль эффективности проведенной эрадикационной терапии при определении специфических к H. pylori IgG. Титр антител снижается медленно, однако уменьшение его на 50% и более через 6 месяцев после проведенного лечения свидетельствует об успешной эрадикационной терапии [24].

В некоторых странах практикуется проведение серологического метода исследования в качестве предваряющего эндоскопию, стоимость проведения которой достаточно высока. В литературе описаны исследования, согласно которым у пациентов моложе 45 лет отрицательный результат серологического теста в 93-100 % случаев подтверждается эндоскопическим анализом. В качестве примера на рис. 2 схематично приведены результаты проведенного в Великобритании исследования экономии средств при использовании серологических тестов как составной части выявления H. pylori.

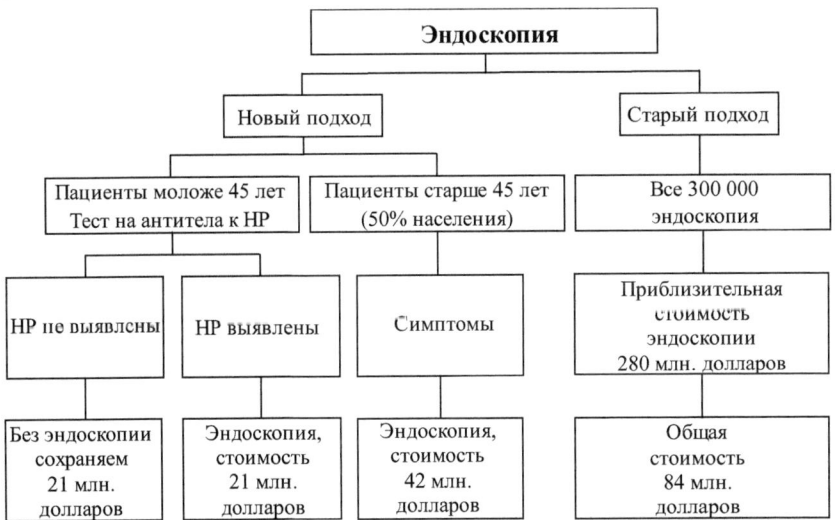

Рис. 2 Результаты проведенного в Великобритании исследования экономии средств при использовании серологических тестов как составной части выявления H. pylori

От качества антигенов, используемых в тест-системе, зависит чувствительность и специфичность серологической диагностики. Использование в анализе очищенных рекомбинантных белков-аналогов специфических белков клеточной стенки H. pylori позволило создать тест-систему с чувствительностью и специфичностью 90-95%, что сопоставимо с «золотым стандартом» [24].

К достоинствам серологического метода относятся его неинвазивность, возможность использования в разных возрастных группах, простота постановки и оценки результатов, способность обнаружения H. pylori у больных с низкой обсемененностью, применения при кровоточащих гастродуоденальных язвах, относительная дешевизна, отсутствие влияния предшествующей антисекреторной терапии на его результаты [46]. Кроме того, серологические методы незаменимы и наиболее информативны для выяснения инфицированности H. pylori при проведении эпидемиологических исследований [31].

Недостатком является то, что метод мало пригоден для контроля эффективности лечения, поскольку антитела могут длительно сохраняться в крови даже после успешно проведенной эрадикационной терапии. Метод не позволяет отличить текущую инфекцию H. pylori от перенесенной.

Однако серологическое исследование парных сывороток может найти применение при прогнозировании наступления рецидива. Возможна оценка эффективности эрадикационной терапии в отдаленные сроки.

4.2.2.2. H. pylori в кале методом ИФА

Методика определения антигена H. pylori в кале с помощью иммуно-ферментного анализа, предложенная 1998 году, может применяться как для диагностики, так и для контроля эффективности лечения. В одном из исследований 2009г, результаты которого отражены в журнале ENSG Helicobacter, 2010, отмечено, что при сравнении двух методов диагностики – определения AT в крови и в кале – статистически значимых различий не выявлено [70].

4.2.3. Метод иммунного блотинга

Высокочувствительным и высокоспецифичным является метод иммунного блотинга, однако применение данного метода ограничено его высокой стоимостью [17].

4.2.4. Метод определения N^{15} в моче

Метод основан на определении изотопа N^{15} в моче пациента после приема им мочевины. Изотоп входит в состав аммония и может подвергаться количественной оценке. Метод зарекомендовал себя как простой, точный, высокочувствительный [38].

4.2.5. Полимеразно-цепная реакция для неинвазивной диагностики

Материалом для ПЦР при неинвазивной диагностике могут служить слюна, кровь, желудочный сок, зубной налет, копрофильтрат. Наиболее удобным представляется ПЦР в кале. За рубежом данный метод рекомендован как для первичной диагностики H. pylori, так и для контроля эффективности терапии. Единственным ограничением широкого использования этого теста в клинической практике остается его высокая стоимость по сравнению с другими методами диагностики хеликобактериоза.

При обсуждении диагностических подходов на согласительном совещании, получившем название «Консенсус Маастрихт-3», был сделан вывод о сохранении предпочтения за неинвазивными методами диагностики, приоритетным среди которых является дыхательный тест с использованием мочевины, меченной углеродом 13С (UBT), а также определение антигена H. pylori в кале [32]. Оба метода пока малодоступны в нашей клинической практике. В западных странах гистологическое исследование гастробиоптата для определения H. pylori используется редко, поэтому гистологический метод в материалах Консенсуса Маастрихт-3 не упоминается. Отмечено также, что допускается использование серологического ИФА для диагностики H. pylori-инфекции при условии использования наборов с высокой точностью диагностики (>90%). Данный метод диагностики H. pylori следует также рассматривать как адекватный, когда другие диагностические тесты могут быть ложноотрицательными, в таких ситуациях, как язвенное кровотечение, желудочная атрофия, MALT-лимфома, недавнее или настоящее использование ИПП и антибиотиков. Отмечена целесообразность проведения серологического метода при эпидемиологических исследованиях [46].

Таким образом, при многообразии известных на настоящий момент методов диагностики инфекции H. pylori, следует останавливать выбор на доступных в исполнении методах, информативных, взаимодополняющих друг друга, с учетом обследуемого контингента.

В настоящем исследовании осуществлена попытка выявить закономерность между уровнем титров антител к специфическому антигену CagA H. pylori-инфекции, результатами уреазного дыхательного Хелик-теста и характером изменений слизистой оболочки желудка и двенадцатиперстной кишки по данным фиброгастроскопического исследования у пациентов, состоящих на диспансерном учете с ЯБЖ или ЯБДПК в период клинической ремиссии.

ГЛАВА 5. Факторы риска, распространенности H. pylori-инфекции у больных в группе диспансерного наблюдения

В соответствии с целью и задачами исследования во время медицинского осмотра был проведен скрининг жалоб, факторов риска, H. pylori-инфекции у пациентов в группе диспансерного наблюдения с ЯБЖ или ЯБДПК.

Жалобы на болевой синдром, диспепсию предъявляли 45,7% (383) пациентов, у 27,4% (230) пациентов жалоб не было.

Выявленные факторы риска у пациентов на первом этапе исследования представлены в таблице № 7.

Таблица № 7

Факторы риска развития ЯБЖ или ДПК у пациентов

на первом этапе исследования

Параметры	Исследуемая группа; n=838		Контроль; n=25		ОШ	P
	Абс.	%	Абс.	%		
Мужской пол	547	65,3	14	56,0	1,8	>0,05
Отягощенная наследственность	536	64,0	3	12,0	13,0	<0,0001
Курение	528	63,0	8	32,0	3,6	<0,01
Нарушение питания	452	53,9	5	20,0	4,7	<0,01
Неблагоприятные условия труда	358	46,0	6	24,0	2,4	>0,05

Анализ анкет показал присутствие факторов риска у 76% (636) пациентов, включенных в исследование. Факторы риска распределились следующим образом: отягощенная наследственность по ЯБ - у 64% (536 чел.); курение – у 63% (528 чел.); нарушение характера и режима питания – у 53,9% (452); неблагоприятные условия труда – у 46% (385 чел.) пациентов. В 48% (402 чел.) случаев отмечалось сочетание нескольких факторов риска.

Инфекция H. pylori серологическим методом выявлена у 80,3% (673 чел.). Отрицательные результаты на CagA AT к H. pylori (титр 0 и 1:5) получены у

19,7% (165 человек). Распределение больных по группам в зависимости от титра антител к H. pylori представлено в таблице № 8.

Таблица № 8

Результаты иммуноферментного анализа на наличие CagA АТ

к H. pylori в сыворотке крови

Титр CagA АТ к H.pylori			Количество Человек		Всего	
			n	%	n	%
Диагностически незначимый	Отрицательный	0	118	14,1	165	19,7
	Слабоположительный	1:5	47	5,6		
Диагностически значимый	Положительный	1:10	72	8,6	673	80,3
		1:20	132	15,8		
	Сильноположительный	1:40	125	14,9		
		1:80	126	15,0		
		1:160	149	17,8		
		1:320	69	8,2		

Среди пациентов с диагностически значимыми титрами наибольшую группу представляли больные с сильноположительными титрами (1:40 и выше) – 55,9% (469 человек).

В таблице № 9 представлен средний возраст больных в подгруппах с диагностически незначимыми и значимыми титрами CagA АТ к H. pylori.

Таблица № 9

Анализ распространенности H. pylori-инфекции у пациентов группы диспансерного наблюдения в зависимости от возраста

Результат на АТ к H.pylori	Средний возраст (M±m)	p
Диагностически незначимый (0; 1:5)	47,1±1,3	>0,05
Диагностически значимый (1:10 и выше)	48,8±0,74	

Анализ таблицы показал, что достоверных различий в возрасте у пациентов с наличием CagA АТ к H. pylori и без них в диспансерной группе не выявлено.

Далее была проведена оценка распределения CagA АТ к H. pylori в зависимости от гендерных особенностей исследуемой группы (табл.№ 10).

Распределение инфекции H. pylori у пациентов группы диспансерного

наблюдения

в зависимости от пола

Пол	H. pylori +		H. pylori -		Всего	
	n	%	n	%	n	%
мужчины	433	64,3	114	69,1	547	65,3
женщины	240	35,7	51	30,9	291	34,7
всего	673	100	165	100	838	100

Среди H. pylori позитивных больных преобладали лица мужского пола –

64,3 %, как и в целом в исследуемой группе на первом этапе.

Положительный результат уреазного дыхательного теста констатирован у

больных 76,6% (642 чел.). Сопоставление результатов ИФА и Хелик-теста

отражено в таблице № 11.

Сопоставление результатов теста CagA серопозитивности к H. pylori

и уреазного Хелик-теста

Результаты ИФА	Результат Хелик-теста отрицательный; n=196		Результат Хелик-теста положительный; n=642	
	абс.	%	абс	%
Диагностически незначимый титр АТ к H.pylori; n=165	131	15,6	34	4,1
Диагностически значимый титр АТ к H.pylori; n=673	65	7,7	608	72,6

Диагностически значимые результаты получены методом ИФА у 80,3%

(673 чел.), положительные результаты методом Хелик-теста – в 76,7 % случаях

(642 чел.). Серонегативные результаты методом ИФА выявлены в 19,7%

случаев (165 чел.), методом Хелик-теста отрицательные результаты получены в

23,4% (196 чел.).

Совпадение положительных результатов на H. pylori двумя методами

было в 92,0% случаев (608 чел.), что составило 72,6% от числа обследованных

на первом этапе пациентов. Полученные результаты свидетельствуют о

высокой распространенности инфекции в этой группе, что может быть

объяснено недостаточной диагностикой на предшествующих этапах, неэффективностью лечения H. pylori и профилактики, низкой приверженностью больных к обследованию и лечению.

По результатам анализа анкет и обследования на инфекцию H. pylori пациенты в конце первого этапа исследования были распределены на три группы. В соответствии с принадлежностью к определенной группе определялась тактика дальнейшего ведения пациента.

1. Группе пациентов с наличием клинических симптомов и H. pylori-инфекции – 383 чел. (45,7%) были назначены в соответствии со стандартами ведения больных с ЯБЖ и ЯБДК лабораторно-инструментальные методы обследования и лечение.

2. Группа пациентов в количестве 230 чел. (27,4%) жалоб не предъявляла и тесты на H. pylori у них были отрицательными. Этим пациентам в дальнейшем проводились мероприятия по вторичной профилактике.

3. У 225 (26,9%) пациентов жалобы также отсутствовали, но у этой группы отмечались факторы риска и по результатам двух тестов выявлена инфекция H. pylori, что явилось основанием для уточняющего обследования.

ГЛАВА 6. Распространенность латентных форм язвенной болезни желудка и двенадцатиперстной кишки у пациентов в группе диспансерного наблюдения

1. Клинико-анамнестические данные

На следующем этапе данного исследования объектом углубленного исследования стали пациенты с H. pylori-позитивным статусом, но без клинической симптоматики.

Коварность бессимптомной язвы желудка и двенадцатиперстной кишки кроется в том, что изменение клинической картины заболевания – нивелирование болевого синдрома – может происходить с течением времени, с возрастом [46, 127]. На фоне клинического благополучия возможно развитие осложнений язвенной болезни (кровотечений, прободений), особенно при персистенции H. pylori инфекции. Поэтому так важно вовремя заподозрить эрозивно-язвенные поражения гастродуоденальной зоны, активно их лечить и проводить адекватную профилактику.

В исследуемой группе из 225 пациентов с ЯБЖ было 80 чел, с ЯБДПК – 145. Следует отметить тот факт, что для части больных с отсутствием классической симптоматики была свойственна анозогнозия – отрицание пациентом болезни. При активном расспросе, при проведении анкетирования, было установлено, что в ряде случаев в течение последнего времени (в пределах месяца) периодически отмечались отдельные симптомы обострения заболевания или их сочетание. Особенность появления симптомов заболевания заключались в том, что они были кратковременными, слабо выражены, не нарушали обычной жизнедеятельности пациентов, не «заставляли» их обращаться к врачу за медицинской помощью. Появление симптомов пациенты связывали с эпизодами погрешности в диете, нарушением режима питания, со стрессовыми факторами, эпизодами употребления алкогольных напитков, подъемом тяжести. Частота встречаемости симптоматики в исследуемой группе отражена в таблице № 12.

Анализ синдрома диспепсии в исследуемой группе

Симптомы диспепсии	Диспансерная группа; n=225	
	Абс.	%
Наличие симптомов диспепсии, в том числе:		16,9
тошнота	4	
изжога*	25	
отрыжка	9	
Отсутствие симптомов диспепсии	187	83,1
Итого	225	100,0

*Изжога у пациентов не превышала 2 балла по шкале Likert

Симптомы диспепсии выявлены у 16,9% (38 чел.) пациентов, из них у 16,2% (13 чел.) пациентов с ЯБЖ и у 17,2% (25 чел.) с ЯБДПК. Наиболее часто встречалась изжога (в 11,1% случаев − 25 чел.), которая была слабо выражена, кратковременна, не превышала 2 баллов по шкале Likert («можно не замечать, если не думать об изжоге»); у 4,0% (9 чел.) встречалась отрыжка; 1,8% (4 чел.) периодически беспокоила тошнота.

У 83,1% пациентов (187 чел.) симптомов обострения ЯБ не было выявлено.

У пациентов изучены длительность анамнеза заболевания, частота рецидивов, наличие сопутствующей патологии и проведена оценка факторов риска.

6.1. Клинико - анамнестические данные

В таблице № 13 представлены средняя продолжительность заболевания и среднее количество рецидивов у пациентов с H. pylori − позитивным статусом без клинической симптоматики.

Анализ анамнестических данных

Диагноз	Средняя длительность заболевания, лет (M±m)	Среднее количество обострений (M±m)
ЯБЖ	6,6±0,8	3,56±0,23
ЯБДПК	9,4±0,6*	3,45±0,17
Во всей группе	8,7±0,5	3,51±0,20

*p < 0,05

Средняя продолжительность заболевания составила 8,7±0,5 лет. Достоверно выше средняя продолжительность заболевания при ЯБДПК – 9,4±0,6 года, Среднее количество рецидивов в группе – 3,51±0,20, без достоверных различий в зависимости от нозологической формы.

При анализе анамнестических данных обращалось внимание на количество рецидивов в анамнезе заболевания (табл. № 14).

Таблица № 14

Анализ случаев рецидивирования заболевания в анамнезе

у пациентов с ЯБЖ и ЯБДПК

Количество рецидивов в анамнезе	Исследуемая группа; n=225		Пациенты с ЯБЖ; n=80		Пациенты с ЯБДПК; n=145		ОШ	р
	n	%	n	%	n	%		
0	7	3,1	3	3,8	4	2,8	1,3	>0,05
1	22	9,8	8	10,0	14	9,7	1,0	>0,05
2	50	22,2	16	20,0	34	23,4	0,8	>0,05
3	46	20,4	15	18,8	31	21,4	0,8	>0,05
4	44	19,6	14	17,5	30	20,7	0,8	>0,05
5	24	10,7	10	12,5	14	9,7	1,3	>0,05
6	17	7,6	6	7,5	11	7,6	0,9	>0,05
7	8	3,6	3	3,8	5	3,4	1,1	>0,05
8	2	0,9	2	2,5	0	0		-
9	2	0,9	1	1,3	1	0,7	1,8	>0,05
10	1	0,4	1	1,3	0	0	-	-
11	0	0	0	0	0	0	-	-
12	0	0	0	0	0	0	-	-
13	1	0,4	1	1,3	0	0	-	-
14	1	0,4	0	0	1	0,7	-	-

В группе диспансерных больных только у 3,1% (7 чел.) больных на момент обследования не было ни одного рецидива, т.е. в анамнезе было по одному эпизоду ЯБ. Отсутствие рецидивов может быть связано с коротким анамнезом заболевания (от 6мес до 2 лет) у всех 7 пациентов.

Рецидивы в анамнезе заболевания отмечены в 96,9% случаев, из них у 9,8% (22 чел.) в анамнезе был один рецидив заболевания, у 80,4% (181 чел.) количество рецидивов составляло от 2 до 6 случаев; у 6,7% (15 чел.) – 7 и более раз. Максимальное количество рецидивов достигло 14 эпизодов – у одного пациента.

Таким образом, с учетом в анамнезе рецидивирования заболевания (всего 785 случаев), в данной группе пациентов за годы болезни количество случаев нетрудоспособности составило 1010. Становится очевидным, что рецидивирование заболевания ведет к значительным экономическим потерям, которые возможно избежать при оптимизации диспансерной помощи больным с ЯБ в целях достижении стабильной ремиссии.

6.2. Оценка факторов риска

Скрининг-исследование факторов риска проводили методом анкетирования, уделяли внимание инфекционному фактору (наличие H. pylori инфекции), наличию неблагоприятных условий труда, характеру работы, наличию стрессовых ситуаций в процессе трудовой деятельности, наследственной предрасположенности, социально обусловленным факторам риска (нарушение режима питания, однообразное питание, вредные привычки), табл. № 15.

Таблица № 15

Факторы риска развития ЯБ в исследуемой группе пациентов

Параметры	Исследуемая группа; n=225		Контроль; n=25		ОШ	95%ДИ	p
	Абс.	%	Абс.	%			
Мужской пол	139	61,8	14	56,0	1,3	0,56 до 2,9	>0,05
Отягощенная наследственность	163	68,0	3	12,0	19,3	5,6 до 66,7	<0,0001
Курение	147	67,0	8	32,0	4,0	1,7 до 9,7	<0,01
Нарушение питания	96	42,7	5	20,0	3,0	1,1 до 8,2	<0,01
Неблагоприятные условия труда	133	59,1	6	24,0	4,6	1,8 до11,9	<0,05
Нервно-психический фактор	106	47,1	3	12,0	6,5	1,9 до22,4	<0,001

Анализ факторов риска выявил роль таких факторов риска развития ЯБ, как отягощенная наследственность по ЯБ (ОШ=19,3; p<0,0001), курение

(ОШ=4,0; p<0,01), нарушение питания (ОШ=3,0; p<0,001), неблагоприятные условия труда (ОШ=4,6; p<0,05), нервно-психическое напряжение (ОШ=6,5; p<0,001).

6.3. Сопутствующие заболевания

Проведен анализ сопутствующей патологии в исследуемой группе пациентов (табл. № 16).

Таблица № 16

Анализ сопутствующей патологии у лиц,

состоящих на диспансерном учете с ЯБ

Сопутствующая патология	Исследуемая группа; n=225		Пациенты с ЯБЖ; n=80		Пациенты с ЯБДПК;n=145		ОШ	p
	n	%	n	%	n	%		
пищеварительной системы	97	43,1	30	37,5	67	46,2	1,4	>0,05
дыхательной системы	14	6,2	2	2,5	12	8,3	3,5	>0,05
сердечно-сосудистой системы	36	16,0	12	15,0	24	16,5	0,9	>0,05
опорно-двигательной системы	47	20,9	22	27,5	25	17,3	1,8	>0,05
без сопутствующей патологии	31	13,8	14	17,5	17	11,7	1,6	>0,05

p- достоверность различий между количеством пациентов в группах с ЯБДПК и ЯБЖ

Из сопутствующих заболеваний у пациентов в исследуемой группе преобладали заболевания органов пищеварительной (43,1%) и опорно-двигательной системы (20,9%). Достоверных различий при анализе сопутствующей патологии и локализации ЯБ выявлено не было.

Далее проведен более углубленный анализ сопутствующей патологии по нозологическим проявлениям (табл. № 17).

Таблица № 17

Сравнительный анализ сопутствующей патологии

по нозологическим формам у пациентов с ЯБЖ и ЯБДПК

Нозология	Исследуемая группа; n=225		Пациенты с ЯБЖ n=80		Пациенты с ЯБДПК n=145		ОШ	95%ДИ	p
	n	%	n	%	n	%			
ГЭРБ	28	12,4	16	20	12	8,3	2,8	1,2до6,2	<0,05

Хр холецистит	38	16,9	8	10,0	30	20,7	2,3	1,0до5,4	<0,05
Хр панкреатит	31	13,8	6	7,5	25	17,2	2,6	1,0до6,6	<0,05
Бр астма	12	5,3	1	1,3	11	7,6	0,15	0,02до1,2	>0,05
Хр бронхит	2	0,9	1	1,3	1	0,7	0,6	0,03до8,9	>0,05
ИБС	9	4,0	2	2,5	7	4,8	0,5	0,1до2,5	>0,05
ГБ	37	16,4	15	18,6	22	15,2	0,8	0,4до1,6	>0,05

р- достоверность различий между количеством пациентов в группах с ЯБДПК и ЯБЖ

Углубленный анализ структуры сопутствующей патологии выявил преобладание в группе больных с ЯБЖ случаев с ГЭРБ - 20% ($\varphi=2,46$; ОШ=2,8; p<0,01), а у больных с ЯБДПК - хронического холецистита –20,7%, ($\varphi=2,16$; ОШ=2,3; p<0,05) и хронического панкреатита – 17,2% ($\varphi=1,89$; ОШ=2,6; p<0,05), что отражает общность и взаимосвязь основных патогенетических механизмов формирования ЯБ и сопутствующих заболеваний, в основе которых лежит повышенное кислотообразование, вторичная дисмоторика гастродуоденальной зоны и желчевыводящих путей. Возможно также предполагать вклад сопутствующего остеохондроза позвоночника в поддержание активности основного заболевания, так как 68,1% (32) пациентов, страдающих остеохондрозом, отмечали периодически прием НПВС для купирования болей в позвоночнике. С учетом известных механизмов неблагоприятного воздействия НПВС на СОЖ через блокаду синтеза защитных изоформ циклооксигеназы решающая роль в этой цепи также принадлежит воздействию соляной кислоты желудочного сока на ослабленный слизистый барьер желудка.

6.4. Синдром тревоги и депрессии у пациентов

Известно, что больные гастроэнтерологического профиля часто имеют различные варианты тревожных состояний. Степень выраженности депрессивных и тревожных нарушений, выявляемых у пациентов с ЯБ, изучается авторами во многих исследованиях с использованием различных опросников [7]. Нередко тревога и депрессия являются эмоциональным коррелятом вегетативных реакций, происходящих в организме больного.

Мы провели анализ наличия и оценку выраженности тревоги и депрессии у исследуемой группы пациентов с помощью Госпитальной шкалы тревоги и депрессии (HADS), табл. № 18, рис. 5.

Таблица № 18

Оценка тревоги и депрессии у пациентов

на втором этапе исследования

Показатели		Исследуемая группа n=225		Контроль n=25	
		n	%	n	%
Уровень тревоги	1. норма	119	52,9	22	88
	2. субклиническая	91	40,4	3	12
	3. клинически выраженная	15	6,7	0	0
Уровень депрессии	1. норма	128	56,9	23	92,0
	2. субклиническая	86	38,2	2	8
	3. клинически выраженная	11	4,9	0	0

Тревога присутствовала у 47,1% (106) пациентов, из них у 40,4% – субклиническая, у 6,7% – клинически выраженная, что достоверно выше, чем в контрольной группе – 12% (ОШ=10,8; 95% ДИ 3,1 до 37,4; p<0,001).

Депрессия выявлена у 43,1% пациентов, из них субклинически выраженная – у 38,2%, клинически выраженная – у 4,9% человек; различия с контрольной группой достоверны (ОШ =8,7; 95% ДИ 2,0 до3 7,8; p<0,01).

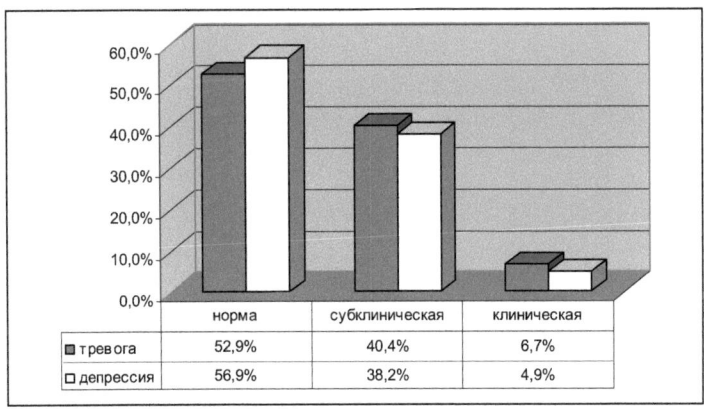

Рис. 5 Уровни тревоги и депрессии у пациентов диспансерной группы

Результаты исследования психологического статуса позволяют говорить о несомненной роли психоэмоционального стресса в инициации процессов ульцерогенеза, но с другой стороны, возможно тревога и депрессия являлись эквивалентом боли как классического проявления ЯБ в случаях клинически латентных форм болезни, что было установлено при эндоскопическом исследовании.

6.5. Результаты скрининговой диагностики H. pylori-инфекции

6.5.1. Результаты серологического теста Cag AT к H. pylori

В таблице № 19 представлены данные анализа результатов ИФА диагностики на наличие АТ к H. pylori в исследуемой группе.

Таблица № 19

Распределение больных в зависимости от титров АТ к H. pylori

Титр		Всего человек	
		n	%
Положительный	1:10	40	17,8
	1:20	38	16,9
Сильноположительный	1:40	24	10,7
	1:80	37	16,4
	1:160	54	24,0
	1:320	32	14,2

По данным серологического исследования установлено, что положительные титры АТ к H. pylori встречались в группе в 34,7% случаев (78чел.), сильноположительные (титр от 1:40 и выше) – в 65,3 % случаев (147чел.), причем у наибольшего количества больных выявлен титр 1:160 – в 24,0% случаев.

Далее представлены показатели титра антител к H. pylori в разных возрастных группах (табл. № 20).

Анализ распространенности H. pylori-инфекции в зависимости

от возраста и исходных титров

Воз-раст, годы	Положительные титры				Сильноположительные титры								Всего пациентов	
	1:10		1:20		1:40		1:80		1:160		1:320			
	n	%	n	%	n	%	n	%	n	%	n	%	n	%
До 20	0	0	0	0	0	0	0	0	0	0	1	0,4	1	0,4
20-29	2	0,9	3	1,3	1	0,4	5	2,2	9	4,0	1	0,4	21	9,3
30-39	4	1,8	5	2,2	8	3,6	4	1,8	5	2,2	5	2,2	31	13,8
40-49	11	4,9	11	4,9	7	3,1	12	5,3	12	5,3	14	6,2	67	29,8
50 и более	23	10,2	19	8,5	8	3,5	16	7,1	28	12,4	11	4,9	105	46,7
Итого	40	17,8	38	16,9	24	10,7	37	16,4	54	24,0	32	14,2	225	100,0

Максимальное количество пациентов с положительным результатом ИФА на антитела к H. pylori выявлено в возрастных категориях с 40 до 49 лет (29,8%) и с 50 и выше (46,7%). В возрастной категории от 40 лет и старше наиболее часто определялись высокие титры АТ к H. pylori (от 1:40 и выше) – у 48% (у 108 из 147 чел.), что свидетельствует об эффекте кумуляции инфекции с увеличением возраста пациентов.

Анализ распределения пациентов с H. pylori-инфекцией в зависимости

от возраста, величины титров и нозологической формы

Возраст, годы	Положительные				Сильноположительные				Всего с ЯБЖ		Всего с ЯБДПК	
	ЯЖ		ЯБДК		ЯЖ		ЯБДК					
	n	%	N	%	n	%	n	%	n	%	n	%
До 20	0	0	0	0	0	0	1	0,7	0	0	1	0,7
20-29	3	3,8	2	1,4	4	5,0	12	8,3	7	8,8	14	9,7
30-39	3	3,8	6	4,1	3	3,8	19	13,1	6	7,5	25	17,2
40-49	8	10,0	15	10,3	10	12,5	34	23,4	18	22,5	49	33,8
50 и более	17	21,3	26	17,9	32	40,1	30	20,7	49	59,3	56	38,7
Итого	31	38,8	49	33,8	49	61,3	96	66,2	80	100	145	100

Анализ распределения инфекции H. pylori в зависимости от титра АТ к H. pylori и нозологической формы (табл. № 21) показал, что высокие титры антител (1:40 и выше) были характерны для ЯБЖ в возрастной категории от 50 до 59 лет – 40,0% (32 чел.); для ЯБДПК в возрастных категориях от 40 до 49 лет – 23,4% и от 50 лет и выше-20,7%.

6.5.2. Результаты уреазного дыхательного Хелик-теста

Исходно в исследуемой группе пациентов, включенных во второй этап, результаты уреазного дыхательного Хелик-теста были положительными, (табл. № 22).

Таблица № 22

Результаты уреазного дыхательного ХЕЛИК-теста у пациентов

на втором этапе исследования

Концентрация аммиака, I мг/м³	Контроль; n=25	Исследуемая группа;n=225	Пациенты с ЯБЖ; n=80	Пациенты с ЯБДПК; n=145
	M±m	M±m	M±m	M±m
Базальный уровень, I_1	1,8±0,28	1,95±0,08	1,7±0,15	1,98±0,11
Нагрузочный уровень, I_2	2,42±0,27	5,10±0,16*	4,8±0,18*	5,31±0,15*
Показатель прироста, ΔI	0,62±0,10	3,28±0,08*	3,21±0,13*	3,32±0,10*

р - достоверность различий показателей с группой контроля

Показатели нагрузочной концентрации аммиака и прироста концентрации аммиака в выдыхаемом воздухе у исследуемой группы пациентов в целом и у пациентов в подгруппах с ЯБЖ или ЯБДПК достоверно различались с показателями контрольной группы, однако между собой не различались.

Далее, согласно целям и задачам исследования, нами был проведен анализ взаимосвязи между уровнем титров АТ к H. pylori и характером изменения слизистой оболочки желудка и двенадцатиперстной кишки.

6.5.3. Данные эндоскопического исследования желудка и двенадцатиперстной кишки у пациентов на втором этапе исследования

Состояние слизистой оболочки пищевода, желудка и двенадцатиперстной кишки оценивали по данным эндоскопического исследования (табл. № 23).

Результаты эндоскопического исследования

Характер изменений СО желудка и двенадцатиперстной кишки	Количество человек		Итого	
	Абс.	%	Абс.	%
Признаки гастрита	71	31,6	105	46,7
Признаки гастрита с атрофией	34	15,1		
Эрозивно-язвенные дефекты в желудке	34	15,1	120	53,3
Эрозивно-язвенные дефекты в двенадцатиперстной кишке	86	38,2		

После проведения эндоскопического исследования у 53,3% (120) пациентов с отсутствием классической симптоматики выявлены язвенные дефекты в желудке или двенадцатиперстной кишке, что служит доказательством обострения ЯБ. У 46,7% пациентов выявлены признаки хронического гастрита в стадии обострения.

Далее в таблице № 24 приводится анализ характера изменений слизистой оболочки пищевода, желудка, двенадцатиперстной кишки у больных с выявленными признаками хронического гастрита.

Эндоскопическая картина у пациентов с признаками хронического гастрита

Отдел	Характер изменений	ХГН		ХГА	
		абс n=71	%	абс n=34	%
Пищевод	Пролапс СОЖ в пищевод	8	11,3	2	5,9
	Гиперемия дистального отдела	9	12,6	5	14,7
	Эрозия	1	1,4	0	0
	Язва	3	4,2	0	0
Желудок	Гиперемия очаговая	40	56,3	34	100
	Гиперемия диффузная	31	43,7	0	0
	Изменение сосудистого рисунка	0	0	34	100,0
	Слизь	68	95,8	30	88,2

	Желчь	18	25,4	4	11,8
	Эрозии	0	0	0	0
	Язва	0	0	0	0
Луковица 12-перстной кишки	Гиперемия очаговая	13	18,3	4	11,8
	Гиперемия диффузная	17	23,9	11	32,3
	Эрозия	0	0	0	0
	Язва	0	0	0	0
	Деформация	25	35,2	14	41,2

При детальном анализе изменений слизистой оболочки пищевода, желудка, двенадцатиперстной кишки у пациентов с признаками хронического гастрита в 11,3% случаев выявлялся пролапс СОЖ в пищевод, в 13,3% признаки эзофагита, сочетающегося иногда с наличием эрозий (1,4%) и язв (4,2%) пищевода. В просвете желудка у этой группы больных в 95,8 % обнаружена слизь, в 25,4% случаев желчь, что свидетельствует о выраженном обострении гастрита с нарушением двигательной активности желудка. Деформация луковицы ДПК у 35,2% (25 чел.) пациентов свидетельствовала о длительном течении язвенного процесса с многократными обострениями, возможно и без явных клинических проявлений обострения.

Также нами был проведен анализ эндоскопических данных у лиц с выявленными эрозивно-язвенными изменениями слизистой оболочки желудка или двенадцатиперстной кишки (табл. №. 25)

Таблица № 25

Эндоскопическая картина у пациентов с выявленными

эрозивно-язвенными дефектами

Отдел	Характер изменений	ЯБЖ n=34		ЯБДПК n=86		ОШ	р
		абс	%	абс	%		
Пищевод	Пролапс СОЖ в пищевод	3	8,8	8	9,3	1,0	>0,05
	Гиперемия дистального отдела	7	20,6	16	18,6	1,0	>0,05
	Эрозия	3	8,8	5	5,8	0,5	>0,05
	Язва	1	2,9	2	2,3	1,2	>0,05
Желудок	Гиперемия очаговая	8	23,5	44	51,2	3,4	<0,01

	Гиперемия диффузная	26	76,5	42	48,8	0,3	<0,01
	Изменение сосудистого рисунка	3	8,8	1	1,2	0,1	>0,05
	Слизь	32	94,1	59	68,6	0,1	<0,01
	Желчь	2	5,9	6	7,0	2,1	>0,05
	Эрозии	9	26,5	17	19,8	0,7	>0,05
	Язва	34	100	5	5,8	16,2	<0,000
Луковица ДПК	Гиперемия очаговая	13	38,2	29	33,7	0,8	>0,05
	Гиперемия диффузная	5	14,7	57	66,3	5,5	<0,000
	Эрозия	4	11,8	6	7,0	0,5	>0,05
	Язва	0	0	86	100	1	1
	Деформация	6	17,7	72	83,7	24	<0,001

Эндоскопическая картина при обострении ЯБ отличалась высокой частотой случаев сопутствующего рефлюкс – эзофагита (19,2%) с эрозиями и язвами пищевода (9,2%), тотальной гиперемией диффузного характера слизистой оболочки желудка или двенадцатиперстной кишки, что являлось признаком гастрита или дуоденита с высокой степени активности и воспаления. Таким образом, при обострении ЯБ имелась ярко выраженная картина фонового гастрита с повышенной секреторной активностью, дуоденита и во многих случаях деформации луковицы двенадцатиперстной кишки, в том числе при желудочных язвах, что свидетельствует о возможности локализации язвы и в желудке, и в двенадцатиперстной кишке при очередном обострении.

6.6. Результаты диагностики H. pylori-инфекции морфологическим методом.

При проведении эндоскопического обследования нами был использован морфологический метод исследования H. pylori. H. pylori-инфекция морфологическим методом выявлена в 88 % случаев (198 чел.). Средний показатель обсемененности слизистой оболочки желудка у пациентов с ЯБ вне обострения был достоверно ниже (1,8±0,08 мм), чем у пациентов с выявленным язвенным дефектом - 2,1±0,1 мм; p<0,05.

В табл. № 26 отражены результаты распределения пациентов с ЯБ вне обострения и с ЯБ в стадии обострения по степени обсемененности H. pylori антрального отдела желудка.

Результаты диагностики H. pylori - инфекции

морфологическим методом у пациентов на втором этапе исследования

Результаты диагностики H. pylori	ЯБ вне обострения; n=105		ЯБ в стадии обострения; n=120		ОШ	р
	n	%	n	%		
Отрицательный тест	19	18,1	8	6,7	3,09	<0,05
Обсемененность I степени	39	37,1	31	25,8	0,9	>0,05
Обсемененность II степени	25	23,8	36	30,0	1,4	>0,05
Обсемененность III степени	22	21,0	45	37,5	2,3	<0,05

р – достоверность различий числа пациентов при ЯБ вне обострения и ЯБ в стадии обострения

В группе пациентов с ЯБ без признаков обострения язвенного процесса было достоверно больше случаев с отрицательным результатом морфологического исследования биоптатов из антрального отдела СОЖ на H. pylori (ОШ=3,09; р<0,05).

Достоверные различия выявлены в группах при ЯБ в стадии обострения и ЯБ вне обострения при высокой степени обсемененности СОЖ H. pylori (ОШ=2,3; р<0,05); по количеству случаев с легкой (ОШ=0,9; р>0,05) и умеренной (ОШ=0,8; р>0,05) степенью обсемененности СОЖ H. pylori достоверных различий в группах пациентов с наличием и отсутствием язвенного дефекта не выявлено. Таким образом, при ЯБ вне обострения преобладали случаи отсутствия обсемененности слизистой оболочки желудка H. pylori, а при ЯБ в стадии обострения достоверно преобладало количество пациентов с высокой степенью обсемененности H. pylori.

Изучение эндоскопической картины у пациентов в исследуемой группе было дополнено характеристикой язвенных дефектов. В зависимости от размеров язвенного дефекта различают язвы малых (до 0,5 см в диаметре), средних (0,6-1,0 см в диаметре при ЯБЖ; 0,6-) размеров, большие (2,0-3,0 см в диаметре) и гигантские (свыше 3,0 см в диаметре) [41].

В таблицах № 27, № 28 приводится анализ распределения язвенных дефектов в зависимости от внутриорганной локализации в желудке или двенадцатиперстной кишке и размера выявленных язв.

Размеры и локализация язв в желудке

Локализация язвенного дефекта	Язвы малых размеров	Язвы средних размеров		Всего	
	до 5мм n	0,6-10мм n	11-19мм n	n	%
Малая кривизна	9	11	0	20	58,8
Большая кривизна	0	0	0	0	0
Передняя стенка	0	1	0	1	2,9
Задняя стенка	0	3	1	4	11,8
Антральный отдел	4	2	1	7	20,6
Пилорический отдел	2	0	0	2	5,9
Итого	15	19		34	100

Язвенные дефекты в желудке чаще имели средний размер и локализацию на малой кривизне (58,8%) или в антральном отделе желудка (20,6%).

Таблица № 28

Размеры и локализация язв в луковице двенадцатиперстной кишки

Локализация язвенного дефекта	Язвы малых размеров	Язвы средних размеров	Всего	
	До 5 мм n	0,6-10мм n	n	%
Передняя стенка	12	15	27	31,4
Задняя стенка	11	8	19	22,1
Малая кривизна	16	14	30	34,9
Большая кривизна	8	2	10	11,6
Итого	47	39	86	100

У больных с язвенным дефектом в двенадцатиперстной кишке были выявлены язвы малых и средних размеров, их максимальный размер не превышал 10 мм. Язвенные дефекты чаще локализовались на малой кривизне (34,9%) и на передней стенке (31,4%) двенадцатиперстной кишки.

Средний размер язвы желудка составил 6,6 ± 0,5 мм, что достоверно превышает средний размер дефекта в двенадцатиперстной кишке, который составлял 5,1±0,2 мм (p<0,05).

Таким образом, характерным для язвенных дефектов, выявленных при эндоскопическом исследовании у больных без клинических проявлений, был небольшой размер язв, что, возможно и определяло отсутствие клинической симптоматики. Однако, известно, что язвы небольших размеров могут также иметь осложненное течение, как и крупные язвы [19].

Для уточнения вклада факторов риска в реализацию рецидива у больных с язвенными дефектами установлены достоверно значимые факторы риска обострения при латентных формах заболевания. К ним относятся отягощенная наследственность по язвенной болезни, неблагоприятные условия труда, курение, нарушение питания, присутствие психоэмоционального стресса (табл. № 29).

Таблица № 29

Взаимосвязь между факторами риска и обнаружением язвенного дефекта

Параметры	ЯБ в стадии обострения n=120	ЯБ в стадии ремиссии n =105	ОШ	Р
Отягощенная наследственность по ЯБ, n=163	95	68	2,1	<0,05
Курение, n=147	106	41	11,8	<0,0001
Нарушение режима, характера питания, n=96	63	33	2,4	<0,01
Неблагоприятные условия труда, n=133	83	50	2,5	<0,001
Нервно-психический фактор, n=76	56	20	3,7	<0,001

Нами проведен анализ зависимости между уровнем CagA AT к H.pylori, результатам уреазного дыхательного Хелик-теста и характером изменения СОЖ и ДПК по данным ФГС (табл. № 29). Как было отмечено выше, положительные результаты теста CagA серопозитивности в 92% случаев совпадали с положительными резутатами Хелик-теста. Анализ уровня титров CagA AT к H. pylori в зависимости от наличия или отсутствия язвенного дефекта представлен в таблице №. 30.

Таблица № 30

Анализ результатов теста Cag A серопозитивности

и характера изменений СОЖ и СОДПК

Титр АТ к H. pylori	ЯБ вне обострения		ЯБ в стадии обострения		ОШ	р
	n	%	n	%		

1:10	38	36,2	2	1,7	33,46	<0,000
1:20	28	26,7	10	8,3	4,00	<0,001
1:40	13	12,4	11	9,2	1,40	>0,05
1:80	11	10,5	26	21,7	2,3	<0,05
1:160	13	12,4	41	34,2	3,67	<0,001
1:320	2	1,9	30	25,0	17,2	<0,000
Итого	105	100	120	100	-	-

По показателю отношения шансов для пациентов с хроническим неатрофическим и атрофическим гастритом были характерны уровни антител к H. pylori 1:10 и 1:20 (ОШ=33,5; p<0,0001 и ОШ=4,0; p<0,001 соответственно). Количество пациентов с указанными титрами составило 62,9% от числа всех пациентов без язвенного дефекта.

Для значительной части больных с наличием язвенного дефекта (80,1%) были характерны титры антител от 1:80 и выше. Различия для всех вариантов высоких титров антител были достоверными: 1:80 (p<0,01); 1:160 (p<0,0001); 1:320 (p<0,001). Таким образом, выявлена взаимосвязь между уровнем антител к H. pylori, выраженностью деструктивных изменений СОЖ, наличием язвенного дефекта. На этом основании можно говорить о прогностическом характере увеличения титра антител к H. pylori, свидетельствующем о неблагополучии с позиции целостности слизистых оболочек и возможных осложнений.

Далее проведен сравнительный анализ уровней титров АТ к H. pylori у больных с ЯБЖ и ЯБДПК при наличии язвенного дефекта (табл. № 31).

Таблица № 31

Анализ результатов теста Cag A серопозитивности у пациентов

с выявленным язвенным дефектом

Титры АТ к Нр	ЯБЖ		ЯБДПК		ОШ	p
	n	%	n	%		
1:10	1	2,9	1	1,2	2,6	>0,05
1:20	3	8,8	7	8,1	1,0	>0,05
1:40	4	11,8	7	8,1	1,5	>0,05
1:80	7	20,6	19	22,1	0,8	>0,05
1:160	11	32,4	30	34,9	0,9	>0,05
1:320	8	23,5	22	25,6	0,9	>0,05
Итого	34	100	86	100	-	-

Изучение возможной взаимосвязи характера изменения антител к H. pylori и локализации язвенного дефекта в желудке или двенадцатиперстной кишке не выявило достоверных различий (р>0,05).

Расчет средних значений титров CagA АТ к H. pylori у больных с хроническим гастритом и доказанным обострением язвенной болезни при эндоскопическом обследовании показал достоверно высокие титры при наличии язвенного дефекта, чем при его отсутствии – 1:158 и 1:48 соответственно (р<0,001), применительно к методике, использованной в нашем исследовании эти результаты могут соответствовать ранговым титрам 1:160 и 1:40.

Зависимость уровня титров АТ к H. pylori и частоты обнаруженных язвенных дефектов при каждом титре отражены на рис. № 6. При этом количество пациентов в каждой подгруппе с одинаковым титром было принято за 100%.

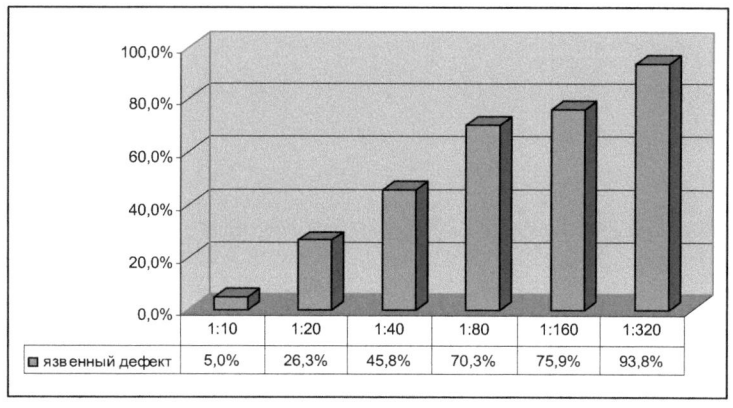

Рис. 6 Частота обнаруженных язвенных дефектов в зависимости от титров АТ к H. pylori

Из рис. 6 видно, что с ростом титров CagA АТ к H. pylori растет количество выявляемых при эндоскопическом исследовании язвенных дефектов. Для установления характера взаимосвязи частоты язвообразования с увеличением титра антител к H. pylori нами проведен корреляционный анализ с расчетом коэффициента ранговой корреляции r_s Спирмена. В ходе расчетов выявлена прямая корреляционная зависимость между уровнем CagA антител к H. pylori и частотой выявляемых язвенных дефектов при эндоскопическом исследовании: $r_{s(ЯБ)}$ =0,94 (p<0,05), в том числе для ЯБЖ $r_{s(ЯБЖ)}$=0,9 (p<0,05); для ЯБДПК $r_{s(ЯБДПК)}$=0,94(p<0,05).

Также была установлена обратная корреляционная зависимость между уровнем CagA антител к H. pylori и отсутствием язвенного дефекта у больных с признаками гастрита: $r_{sХГ}$ = −0,871(p<0,05). Следует отметить, что чаще выявлялись язвенные дефекты у пациентов с сильноположительными титрами антител к H. pylori – в 90,0% (108 чел.), и чаще это была дуоденальная локализация язв – 65,0% (78 чел), рис. 7.

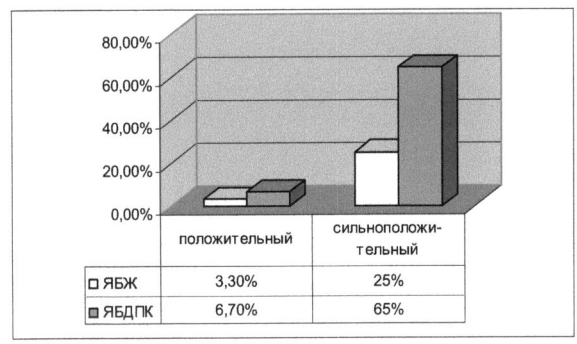

	положительный	сильноположи-тельный
□ ЯБЖ	3,30%	25%
▦ ЯБДПК	6,70%	65%

Рис. 7 Частота обнаруженных язвенных дефектов в зависимости от локализации и величины титров Cag A AT к H. pylori

Мы склонны связывать рост циркулирующих АТ к H. pylori в периферической крови с системной реакцией организма, в частности, иммунной системы, на локальное повреждение в органах пищеварения, ассоциированное с H.pylori, антигенным воздействием последнего, что согласуется с мнением Л.Б. Лазебника, Т.М. Царегородцевой, [27, 51], Л.Р. Джанибекова, В.Д. Пасечникова, [15].

Характер иммунного ответа на инфекцию также в значительной степени отражает уровень и спектр секретируемых разными клетками цитокинов, показатели которых в слюне и сыворотке крови пациентов диспансерной группы с язвенным дефектом представлены в таблице № 32.

Показатели уровней цитокинов в слюне и сыворотке крови

у пациентов с язвенным дефектом

Показатель	Контроль n=25	Пациенты с язвенным дефектом	Р
IL-6 сл, пг/мл	2,7±0,3	18,0±1,5	<0,001
IL-6 кр, пг/мл	19,3±1,32	40,0±2,1	<0,001
IL-8 сл, пг/мл	37,2±2,5	71,9±13,4	<0,001
IL-8 кр, пг/мл	14,6±3,2	98,3±10,0	<0,001

При оценке исходных уровней цитокинов выявлено, что в слюне и сыворотке крови у больных в группе А и в группе В в сравнении с контрольной группой отмечены достоверно высокие показатели IL-6 и IL-8, что может являться проявлением воспалительной реакции организма на локальном и системном уровне в ответ на H. pylori-инфекцию: уровень IL-6 оказался выше контрольного в 2-6 раз (p<0,001), уровень IL-8 – в 1,8-6 раз (p<0,001). Показатели IL-6 и IL-8 в группах А и В до начала лечения достоверно между собой не различались (p>0,05).

Таким образом, на втором этапе исследования была выявлена высокая распространенность H. pylori-инфекции у лиц диспансерной группы без клинических симптомов заболевания – 72,6%; совпадение результатов диагностики H. pylori двумя методами было в 92% случаев. По данным эндоскопического исследования у лиц без клинических симптомов заболевания доля эрозивно-язвенных дефектов желудка и двенадцатиперстной кишки составила 53,3%, а в случае отсутствия язвенных дефектов выявлялись признаки активного гастрита на фоне персистенции H. pylori-инфекции. При этом установлена прямая корреляционная зависимость между уровнем титров CagA антител к H. pylori и количеством язвенных дефектов. Поэтому возможность применения при диспансерном медицинском осмотре двух скрининговых неинвазивных методов диагностики H. pylori-инфекции (Хелик-теста и теста CagA серопозитивности) можно рассматривать как высокоинформативную методику.

ЗАКЛЮЧЕНИЕ

На сегодняшний день не вызывает сомнений, что ЯБ продолжает оставаться заболеванием, имеющим исключительно высокую клиническую и социально-экономическую значимость вследствие увеличения частоты встречаемости данной патологии, высокого уровня трудопотерь, прогрессирующего роста числа осложнений [10].

H. pylori-инфекция является модифицируемым фактором риска развития ЯБ и ее рецидивов, поэтому выявление популяций с высоким уровнем распространенности данной инфекции с целью эрадикации и предупреждения развития обострений и осложнений заболевания является клинически целесообразным и экономически оправданным. Известно, что ЯБ, в связи с широким распространением среди населения молодого, трудоспособного возраста, является серьёзной социальной проблемой; затраты на стационарное лечение и наблюдение пациентов в амбулаторно-поликлинических условиях наносят большой экономический ущерб [64].

Необходимо признать, что чрезвычайно привлекательная идея этиологического лечения H. pylori-ассоцированных заболеваний, несмотря на почти 30-летнюю историю, не решена. Современные, научно-обоснованные и стандартизованные схемы эрадикационной терапии, к сожалению, не приводят к полному уничтожению бактерии [1, 66]. Эффективность эрадикации H. pylori варьирует в различных регионах мира от 30 до 90% [71].

В связи с этим, представляется особенно важной диагностика H. pylori-инфицированности пациентов с ЯБ не только в стадии обострения заболевания, но и в период ремиссии, в рамках диспансерного обследования, с последующим проведением эрадикации, учет факторов риска, проявляющих свой синергизм с основным этиологическим фактором в реализации его негативного потенциала.

В современных концепциях патогенеза язвенной болезни большое значение придается также нарушениям в системе защитных механизмов оболочки гастродуоденальной зоны и, прежде всего, в иммунной системе, определяющей противомикробную резистентность организма и течение репаративных процессов [44]. Однако эти вопросы остаются до сих пор недостаточно изученными. Мало используются возможности современных технологий, основанных на определении медиаторов иммунного ответа (цитокинов). Данные о цитокиновом статусе больных ЯБ немногочисленны и противоречивы.

Большинство исследований посвящено изучению эффективности различных схем антихеликобактерной терапии [73], качеству жизни пациентов [42], разработке новых методов диагностики H. pylori, тогда как изучение диспансерной помощи пациентам, изучение комплаенса пациентов, являющимся ключевым моментом в реализации лечения заболевания, изучены в гораздо меньшей степени. Следует отметить, что в доступной литературе встречаются единичные работы, посвященные прогнозированию развития ЯБ, главным образом, прогнозированию развития осложнений ЯБ (кровотечений) и их рецидивированию. Однако прогностические критерии обострения латентных форм ЯБ, до настоящего времени не разработаны.

Цель настоящего исследования – изучить факторы риска обострения язвенной болезни желудка и двенадцатиперстной кишки у пациентов в группе диспансерного наблюдения, характер сопутствующей патологии, клинико-иммунологические особенности.

Материалом для исследования явились результаты обследования работников крупного научно-производственного объединения, состоящих на диспансерном учете по поводу ЯБЖ или ЯБДПК. Средний возраст больных в исследуемой группе составил 47,9±0,54 года. Контрольную группу представляли 25 практически здоровых лиц, сопоставимых по полу и возрасту с группой больных.

Для оценки состояния больного традиционно принято обращать внимание на клинические, лабораторные и метаболические параметры, характеризующие состояние больного, отражая результаты лечения. Этим принципом мы руководствовались при выполнении настоящего исследования. Исследование носило характер последовательного, этапного, включающего скрининговое и уточняющее обследование пациентов из группы диспансерного наблюдения.

Необходимо отметить, что в мировой практике при ведении больных с хеликобактерассоциированными заболеваниями активно используется стратегия «test and treat» (тестировать и лечить) с применением неинвазивного теста индикации H. pylori, ошибочной признается тактика неоправданного увеличения количества гастроскопий [69]. В настоящем исследовании мы также предприняли попытку реализовать этот принцип для создания неинвазивной, информативной, экономически наименее затратной и наиболее доступной методики скрининговой диагностики H. pylori инфекции.

Из всего разнообразия методов диагностики H. pylori нами было выбрано два - метод определения специфических CagA антител в сыворотке крови методом иммуноферментного анализа и уреазный дыхательный Хелик-тест, отвечающих основным требованиям с позиций качественной и доступной с экономической точки зрения диагностики.

Скрининг факторов риска, жалоб пациентов и инфекции H. pylori выявил неоднородность пациентов в группе диспансерного наблюдения. Признаки благоприятного течения заболевания установлены лишь у 27,4% пациентов, в то время как у большинства пациентов констатирована высокая распространенность H. pylori инфекции в группе диспансерного наблюдения, достигающая показателя 72,6% (608 из 838 человек) и факторов риска, которые можно классифицировать как модифицируемые и немодифицируемые (от 46% до 64%). Полученные результаты свидетельствуют о возможности влияния экзогенных и эндогенных агрессивных факторов на рецидивирующее течение язвенной болезни у пациентов с потенциальной опасностью развития в будущем осложнений и потерей трудоспособности. Вышеизложенное явилось мотивом к поиску путей оптимизации ведения пациентов в группе диспансерного наблюдения.

Значительную сложность для определения тактики ведения представляли пациенты с положительным результатом теста на H. pylori и отсутствием клинической симптоматики (225 чел.). Этой группе пациентов в дальнейшем проведено углубленное исследование: анкетирование с целью выявления скрытых симптомов обострения заболевания, наличия факторов риска, сопутствующих заболеваний; проведено исследование пациентов при помощи опросника HADS для выявления и оценки уровня тревоги и депрессии, так как относительный вклад психологических факторов в развитие заболевания мало исследован. Обращало внимание, что у 96,9% пациентов заболевание имело рецидивирующий характер, максимальное количество рецидивов достигало 14 раз за весь период течения заболевания, в общей сложности 1010 случаев нетрудоспособности. Это еще раз подтверждает актуальность проблемы ЯБ как в клиническом, так и в экономическом аспекте и диктует необходимость поиска путей улучшения диспансерной помощи пациентам с ЯБ для достижения безрецидивного течения заболевания.

При изучении факторов риска нами отмечено, что такие немодифицируемые факторы риска, как отягощенная наследственность по ЯБ играют большую роль в язвообразовании (ОШ=19,3; p<0,0001), однако у пациентов достаточно много было выявлено и модифицируемых факторов, на которые можно повлиять. К ним относятся курение (ОШ=4; p<0,01), нарушение режима и характера питания (ОШ=3,0; p<0,01); неблагоприятные условия труда (ОШ=4,6; p<0,05), нервно-психический фактор (ОШ=6,5; p<0,001). Ведущим модифицируемым фактором риска оказалось курение – 63% (528 чел.) в группе диспансерного наблюдения при скрининге и 67% (147 чел.) при углубленном обследовании. Наши данные о роли курения в проблеме язвенной болезни согласуются с данными литературы [61]. Курению придается потенциальная роль в гиперсекреции соляной кислоты, что ведет к дисбалансу факторов защиты и факторов агрессии слизистой оболочки желудка и способствует рецидивированию заболевания [69] Через нарушение продукции соляной кислоты напрямую или опосредованно реализуется также и характер сопутствующих заболеваний. Поэтому разработка и внедрение тактики по выявлению, оценке роли в развитии обострения ЯБ, коррекции модифицируемых факторов риска является перспективным направлением в диспансеризации больных с ЯБ.

Скриниговое исследование пациентов при помощи опросника HADS выявило присутствие тревоги (47,1%) и депрессии (43,1%) с преобладанием субклинических форм. Рядом исследователей предлагается рассматривать тревогу как эмоциональный коррелят вегетативной дисфункции и один из основных психологических механизмов хронизации желудочно-кишечной патологии. Е. В. Белова с соавт. [7] также считают, что чаще всего степень выраженности депрессивных и тревожных нарушений, выявляемых у пациентов с заболеваниями желудочно-кишечного тракта, бывает невысокой, тем не менее, установленные изменения позволяют отнести их к патогенетическому звену формирования деструктивно-воспалительных процессов в СОЖ и ДПК.

Результаты эндоскопического исследования выявили у 53,3% пациентов без клинических симптомов обострения эрозивно-язвенные дефеекты, а у 46,7% пациентов выявлены изменения по типу хронического гастрита или гастрита с признаками атрофии слизистой оболочки.

При этом установлена прямая корреляционная зависимость между показателями титров специфических антител к H. pylori и количеством выявленных эрозивно-язвенных дефектов в желудке или в двенадцатиперстной кишке. Наряду с этим определялась обратная корреляционная зависимость между уровнем CagA антител к H. pylori и отсутствием эндоскопических признаков обострения ЯБ (наличием признаков хронического гастрита неатрофического и атрофического при ФГС): $r_{s(ХГ)} = -0,871$ (p<0,05). Полученные данные свидетельствуют о прогностическом характере роста антител к H. pylori свидетельствующем о неблагополучии с позиции целостности слизистых оболочек и возможных осложнений.

В результате изучения динамики показателей Хелик-теста, содержания Cag A AT к Hp в сыворотке крови, уровня провоспалительных цитокинов под воздействием противоязвенной терапии выявлено их диагностическое и прогностическое значение при ЯБ, что может свидетельствовать в пользу проведения данных диагностических тестов при диспансерном осмотре пациентов.

В целях повышения эффективности диспансерной помощи был проведен анализ причин высокой распространенности H. pylori инфекции у пациентов в группе диспансерного наблюдения, разработан комплекс мероприятий по вторичной профилактике, проанализирована эффективность диспансеризации диспансерной группы.

Выявлено, что на предшествующих исследованию этапах диагностика хеликобактериоза проводилась только при обострении ЯБ перед началом лечения и лишь в 24% случаев (54 чел.). При анализе предшествующей терапии по данным амбулаторных карт выявлено, что эрадикационная терапия, согласно рекомендациям Маастрихт, была проведена лишь в 13,3% случаев, причем в 53,8% случаев использовались схемы лечения с метронидазолом, резистентность к которому H. pylori в России достигает 90%; в 48,0% случаев применялись схемы на основе блокатора H_2 гистаминовых рецепторов; в 25,4% в лечении не использовались АБ или применялся всего один АБ препарат.

Вероятностно-статистический метод дифференциальной диагностики стадий ЯБ основан на сравнении распределения симптомов. Прогнозирование базировалось на выделении значимых факторов риска по развитию обострения язвенного процесса и расчете диагностических (ДК) коэффициентов каждого показателя. Расчет данных для прогностической таблицы осуществлялся на основе теоремы гипотез (упрощенной формулы Байеса) и алгоритма последовательной статистической процедуры. Прогностический индекс определяли путем последовательного сложения диагностических коэффициентов. Диагностический порог риска развития обострения ЯБ определялся значением «+13» (p<0,05) с вероятностью 95,0% Сумма коэффициентов, равная «-13», свидетельствует в пользу отсутствия обострения ЯБ с той же степенью вероятности.

Примененный комплексный методологический подход с использованием клинического, инструментального, морфологического, иммунологического методов с разработкой математической модели формирования клинически латентных форм ЯБ, позволил с новых позиций объективно охарактеризовать роль факторов риска, сопутствующих заболеваний, H. pylori, особенности локального и системного воспалительного иммунного ответа организма пациента, изменений гастродуоденальной зоны в условиях воздействия H. pylori, а также оценить эффективность топического иммуномодулятора имудон и обосновать комплекс лечебно-диагностических и профилактических мероприятий для оптимизации диагностики, лечения и вторичной профилактики у больных с ассоциированной язвенной болезнью желудка и двенадцатиперстной кишки, состоящих на диспансерном учете.

СПИСОК ЛИТЕРАТУРЫ

1. Абдулхаков, Р. А Инфекция Helicobacter pylori:выбор схемы эрадикационной терапии / Р.А. Абдулхаков, С.Р. Абдулхаков // Ремедиум Приволжье – 2010.- №9. – С. 13-16.

2. Авакимян, В.А. Результаты хирургического лечения ЯБ Ж И 12, осложненной перфорацией / В.А. Авакимян, А.В. Авакимян // Кубанский науч. мед. вестн. – 2007. - № 4. - С. 12-18.

3. Авакимян, В.А. Лечение гастродуоденальных язв, осложненных кровотечением / В.А. Авакимян, Г.К. Карипиди, Т.Н. Лобунова и др. // Кубанский науч. мед. вестн. – 2008. - № 1-2. – С. 39-42.

4. Анаева, Т. М. Роль цитокинов и ферритина в патогенезе язвенной болезни двенадцатиперстной кишки, ассоциированной с Helicobacter pylori инфекцией: дис ... канд. мед. наук / Т. М. Анаева.- М., 2004. – 134 с.

5. Аруин, Л.И. Качество заживления гастродуоденальных язв: функциональная морфология, роль методов патогенетической терапии. // Эксперим. и клинич. гастроэнтерология. - 2006. - №5. - 40-49.

6. Барышникова, Н.В. Актуальные проблемы диагностики хеликобактериоза / Н.В. Барышникова // Эксперим. и клинич. гастроэнтерология. – 2009. - № 2. - С. 50.

7. Белова, Е.В. Исследование уровней личностной и реактивной тревожности у больных с эрозивным поражением гастродуоденальной области / Е.В. Белова, И.В. Белов, Я.М. Вахрушев // Материалы V съезда научного общества гастроэнтерологов России и XXXII сессии Центрального научно-исследовательского института гастроэнтерологии.- 2005.- М. – С. 668-669.

8. Бурдина, Е. Г. Роль персистенции инфекции Helicobacter pylori в патологии верхних отделов желудочно-кишечного тракта: дис. ... д-ра мед. наук / Е. Г. Бурдина. - М, 2007. – 382 с.

9. Буторов, И.В. Иммунологические и патогенетические аспекты клинического применения иммунофана при язве двенадцатиперстной кишки у лиц пожилого возраста / И.В. Буторов, Ю.П. Осояну, С.И. Буторов, В.В. Максимов // Терапевт. арх. -2007. - №2. - С.18-22.

10. Василенко, В.Х. Болезни желудка и двенадцатиперстной кишки / В.Х. Василенко, А. Л. Гребенев. – М.: Медицина, 1981. – 344 с.

11. Вахрушев, Я.М. Язвенная болезнь: особенности течения на современном этапе и прогноз на ближайшие годы / Я.М. Вахрушев, Л.И. Ефремова // Терапевт. арх. – 2008. - №2. - С. 26-29.

12. Галкин, В.А. Национальный проект «Здоровье» и задача повышения профессиональной компетенции терапевта поликлиники / В.А. Галкин // Терапевт. арх. – 2008. - №1. - С. 6-9.

13.Гуляев, П.В. Оптимизация системы диспансеризации группы больных кислотозависимыми заболеваниями органов пищеварения / П.В. Гуляев // Терапевт. арх. – 2009. - №1. - С. 36-40.

14.Денисов, Н.Л. Местная иммунная система и язвенная болезнь желудка / Н.Л. Денисов // Журн. клинич. перспективы гастроэнтерологии, гепатологии. – 2009. - №1. – С. 29 – 32.

15.Джанибеков, Л.Р. Профиль антител против Helicobacter pylori у больных с язвенной болезнью / Л.Р. Джанибеков, В.Д. Пасечников // Рос. журн. гастроэнтерологии, гепатологии, колопроктологии. – 2010. – Т XX, №5 (прил. №36). – С.26.

16.Евстратова, Ю.С. Возрастание особенности Helicobacter pylori – ассоциированного хронического гастрита: дис. … канд. мед. наук / Ю.С. Евстратова. – СПб., 2007. - 164 с.

17.Жуховицкий, В.Г. Микробиологическая диагностика хеликобактериоза / В.Г. Жуховицкий // Эксперим. и клинич. гастроэнтерология. – 2008. - №8. - С.34-45.

18.Ивашкин, В.Т. Рекомендации по диагностике и лечению язвенной болезни: пособие для врачей / В.Т. Ивашкин, А.А. Шептулин, Е.К. Баранская. - М., 2005. - 30 с.

19.Капитонова, М.А. Прогнозирование рецидива кровотечения из гастродуоденальной язвы: дис. … канд. мед. наук / М.А. Капитонова. – Якутск, 2008. – 117 с.

20.Колеватых, Е.П. Распространенность сопутствующих уреазоположительных микроорганизмов у больных хеликобактер – ассоциированной язвенной болезнью желудка / Е.П. Колеватых, Н.К. Вознесенский, Л.С. Хазова и др. //Материалы V съезда общества гастроэнтерологов России и XXXII сессии Центрального научно-исследовательского института гастроэнтерологии – М. : Анахарсис – 2005г. – С. 94-95.

21.Кондрашина, Э.А. Особенности цитокинового профиля у пациентов с хроническим Helicobacter pilori-ассоциированным гастритом и язвенной болезнью / Э.А. Кондрашина, Н.М. Калинина, Н.И. Давыдова и др. // Цитокины и воспаление. – 2002. - № 4.- С. 3-11.

22.Корниенко, Е.А. Сравнительная оценка эффективности современных методов диагностики инфекции Helicobacter pylori / Е.А. Корниенко, Н.И. Паролова, М.А. Дмитриенко // Consilium medicum. Педиатрия. – 2008. – № 1. – С. 4–8.

23.Креймер, В.Д. Об эндоскопической визуализации слизистой оболочки желудка и двенадцатиперстной кишки при различной хронической патологии / В.Д. Креймер, Е.А. Коган, В.П. Тюрин // Рос. журн.

гастроэнтерологии, гепатологии, колопроктологии. – 2008. - № 4. - С. 74–76.

24. Кротов, С.А. Новые возможности диагностики Helicobacter pilori / С.А. Кротов, Г.Б. Пыринов, В.А. Кротова и др. // Консилиум. - 2001. - N5.- С.20-23.

25. Лазаренко, В.А. Анализ факторов риска развития язвенной болезни в сравнении с другими заболеваниями гепатопанкреатодуоденальной зоны /В.А. Лазаренко, Б.С. Суковатых, А.Е. Антонов и др.//Курский научно-практический вестник «Человек и его здоровье». – 2009.-№1.- С. 95-100.

26. Лазебник, Л.Б. Диспансеризация в гастроэнтерологии / Л.Б. Лазебник, Э.Я. Селезнева // Эксперим. и клинич. гастроэнтерология. – 2004. - №5. - С. 134-138.

27. Лазебник, Л.Б. Антитела к Helicobacter Pylori при полипах желудка / Л.Б. Лазебник, Т.М. Царегородцева, Т.И. Серова и др. // Эксперим. и клинич. гастроэнтерология. – 2005. - №5. - С.39-42.

28. Лазебник, Л.Б. Антитела к Helicobacter Pylori при болезнях желудка / Л.Б. Лазебник, Т.М. Царегородцева, Т.Н. Серова и др. // Терапевт. арх. – 2006. - №2. - С.15-19.

29. Лазебник, Л. Б. Оценка общей стоимости стационарного лечения язвенной болезни двенадцатиперстной кишки, ассоциированной с H.pylori / Л.Б. Лазебник, М.Г. Гусейнзаде, Л.И. Ефремов // Качественная клинич. практика. – 2008. - № 2. - С. 62-70.

30. Лазебник, Л.Б. Helicobacter pylori: распространенность, диагностика, лечение / Л.Б. Лазебник, Ю.В. Васильев, П.Л. Щербаков и др. //Эксперим. и клинич. гастроэнтерология. – 2010. - № 2. - С. 3-7.

31. Логинов, А.Ф. «Маастрихт-3» - современная тактика диагностики и лечения инфекции Helicobacter pilori / А.Ф. Логинов // Фарматека. – 2006. - № 12. - С. 46-48.

32. Маев, И.В. Современные стандарты лечения кислотозависимых заболеваний, ассоциированных с H. Pylori (материалы консенсуса Маастрихт-3) / И.В. Маев, А.А.Самсонов // Гастроэнтерология. – 2006. - №1. - С.3-8. – Прил. к журн. Consilium medicum.

33. Маев, И.В. Факторы риска развития и лечение труднорубцующихся язв желудка и двенадцатиперстной кишки / И.В. Маев, А.Н. Казюлин, Д.Т. Дичева и др. // Фарматека. - 2010. - № 15. - С. 39-43.

34. Макаренко, Е.В. Клиническое значение факторов патогенности Helocobacter pylori / Е.В. Макаренко // Рос. журн. гастроэнтерологии, гепатологии, колопроктологии. –2005. - №3. - С. 22-26.

35. Морозов, И.А. Helicobacter pylori и воспалительные процессы в желудке / И.А. Морозов // Альманах клинич. медицины. – 2006. - № 14. - С. 72-78.

36. Неверова, М.В. Факторы общей и местной иммунной защиты у больных язвенной болезни желудка и двенадцатиперстной кишки: автореф. дис. ... д-ра мед. наук / М.В.Неверова . -М., 1993. - 45 с.

37. Нургалиева, Б.К. Частота и патогенетическое значение cagA-позитивных штаммов H. pylori при хроническом гастрите и язвенной болезни в различных возрастных группах / Б.К. Нургалиева // Рос. журн. гастроэнтерологии, гепатологии, колопроктологии. – 2005. - №4. - С. 24-27.

38. Паролова, Н.И. Сравнительная оценка эффективности современных методов диагностики инфекции Helicobacter pylori / Н.И. Паролова, Е.А. Корниенко, М.А. Дмитриенко // Consilium medicum (педиатрия). – 2008. - № 1. – С.33-37.

39. Пиманов, С. И. Варианты симптома боли при язвенной болезни двенадцатиперстной кишки / С. И. Пиманов, Е. В. Макаренко // Клинич. медицина. –2004. – Т. 82, № 7. – С. 40-43.

40. Симбирцев, А.С. Цитокины – новая система регуляции защитных реакций организма / А.С. Симбирцев // Цитокины и воспаление. – 2002. - № 1. - С. 9-16.

41. Современное здравоохранение. Приоритетный национальный проект «Здоровье», 2006 [Электронный ресурс] / Режим доступа: http://www.zdorovie.perm.ru/

42. Степченко, А. А. Показатели клеточного и гуморального иммунитета у больных язвенной болезнью, ассоциированной с Helicobacter pylori / А. А. Степченко // Российский медико-биологический вестник им. Академика И.П. Павлова – 2009.-№1.- С.39-46.

43. Ступин В.А. Особенности консервативной терапии пациентов с кровоточащими язвами желудка и двенадцатиперстной кишки / В.А. Ступин, С.В. Силуянов, В.В. Афанасьев и др. / Фарматека. – 2011.- №2. – С.58-63.

44. Тарасова, Е.С. Язвенная болезнь желудка, ассоциированная с Helicobacter pylori при наличии кишечной метаплазии: клинико-иммунологические особенности течения: дис. ...канд. мед. наук / Е.С. Тарасова. - М., 2007. – 118 с.

45. Ткачева, А.Г. Влияние бестима на иммунологический статус и клиническое течение язвенной болезни / А.Г. Ткачева, О.Ф. Калев, А.И. Долгушина, Т.В. Антипина // Эксперим. и клинич. гастроэнтерология. – 2004. - №6. - С. 29-33.

46. Хомерики, Н.М. Маастрихт-2 и Маастрихт-3: Что нужно знать практическому врачу / Н.М. Хомерики // Фарматека. - 2007. - №6. - С. 35-37.

47. Царегородцева, Т. М. Прогностическое значение цитокинов при хронических заболеваниях органов пищеварения / Т. М. Царегородцева, Т. И. Серова, Л. Ю. Ильченко и др. // Мед. иммунология.- 2002.- Т. 4, № 2.- С. 167.

48. Царегородцева, Т.М. Интерлейкины при хронических заболеваниях органов пищеварения / Т.М. Царегородцева, М.М. Зотина, Т.И. Серова и др. // Терапевт. арх. - 2003. - № 2. - С. 7–9.

49. Царегородцева, Т.М. Цитокины в гастроэнтерологии / Царегородцева Т.М., Серова Т.И. - М.: Анахарсис. - 2003.- 96 с.

50. Царегородцева, Т. М. Цитокины и цитокинотерапия при заболеваниях органов пищеварения / Т. М. Царегородцева, Т. И. Серова, Л. Ю. Ильченко и др. // Терапевт. архив. 2004. № 4. С. 69-72.

51. Царегородцева, Т.М. Диагностическое и прогностическое значение антител к Helicobacter pylori при заболеваниях органов пищеварения / Т.М. Царегородцева, Т.Н. Серова // Эксперим. и клинич. гастероэнтерология. – 2005. - №2. - С. 18-21.

52. Ценева, Г.Я. Патогенез, диагностика и лечение инфекций, обусловленной Helicobacter pylori / Г.Я. Ценева, Н.В. Рухляда, В.Е. Назаров и др. - СПб., Человек, 2003. – 96 с.

53. Циммерман, Я.С. Язвенная болезнь и иммунная система организма / Я.С. Циммерман, Е.Н. Михалева //Клинич. медицина. -2000. - Т.78, № 7.- С.15-21.

54. Черешнев, В.А. Иммунология воспаления: роль цитокинов / В.А. Черешнев, Е.И. Гусев // Мед. иммунология. 2001. - Т3, №3 - С.361-368.

55. Чуков, С.З. Определяют ли факторы вирулентности H.pylori характер гастродуоденальной патологии? / С.З. Чуков, В.Д. Пасечников // Рос. журнал гастроэнтерологии, гепатологии и колопроктологии». – 2001. - Т. XI, № 2. (прил.13). -.С. 74.

56. Шапошников, В.И. К вопросу лечения язвенных кровотечений / В.И. Шапошников // Кубанский науч. мед. вестн. – 2008. - № 1-2. - С. 37-39.

57. Шипицын, А.В. Эндоскопическая диагностика сочетанных хронических язв желудка и двенадцатиперстной кишки / А.В. Шипицын, А.И. Брегель // Бюл. ВСНЦ СО РАМН. – 2008. - № 6 (64). - С. 21-24.

58. Шкитин, В.А. Роль Helicobacter pylori в патологии человека / В.А. Шкитин, А.И. Шпирна, Г.Н. Старовойтов // Клинич. микробиология и антимикробная химиотерапия. – 2002. - Т. 4, №2. – С. 128-145.

59. Щербинина, М.Б. Континуум хеликобактерной инфекции как научное обоснование клинических решений / М.Б. Щербинина // Эксперим. и клинич. гастроэнтерология. – 2005. - № 4. - С. 20-26.

60. Ющук, Н.Д. Иммунитет при хеликобактерной инфекции / Н.Д. Ющук, И.В. Маев, К.Г. Гуревич // Рос. журн. гастроэнтерологии, гепатологии, колопроктологии. – 2002- №3. - С. 37-43.

61. Яковенко, Э.П. Пептические язвы, патогенетические подходы к терапии / Э.П. Яковенко, А.В. Яковенко, Н.А. Агафонова и др. // Фарматека. – 2008. - № 13. - С.62-67.

62. Bruce, M. Risk factors for reinfection after successful eradication of Helicobacter pylori in three different populations in Alaska / M. Bruce, T. Hennessy, A. Reasonover et al. // Helicobacter. - 2010. - Vol. 15. - P. 372.

63. Calvet, X. Diagnosis of Helicobacter pylori infection / X. Calvet, P. Lehours, S. Lario et al. // Helicobacter. - 2010. -Vol. 15. - P. 7–13. - Suppl. 1.

64. Ford, A.C. Eradication therapy in Helicobacter pylori positive peptic ulcer disease: systematic review and economic analysis / A.C. Ford, B.C. Delaney, D. Forman et al. // Am J Gastroenterol. – Vol. 2004. – Vol. 99. – P. 1833–1855.

65. Gatta, L. Sequential Therapy or Triple Therapy for Helicobacter pylori Infection: Systematic Review and Meta-Analysis of Randomized Controlled Trials in Adults and Children / L. Gatta, N. Vakil, G. Leandro et al. // Am. J. Gastroenterol. - 2009. – Vol.104, №12 – P. 3069-79

66. Miwa, H. Recurrent peptic ulcers in patients following successful Helicobacter pylori eradication: a multicenter study of 4940 patients / H. Miwa, N. Sakaki, K. Sugano et al. // Helicobacter. – 2004. – Vol. 9. – P. 9–16.

67. Radziejewska, I. MUC 1 mucin content in gastric juice of duodenal ulcer patients: effect of Helicobacter pylori eradication therapy / I. Radziejewska, D.G. Kisiel, M. Borzym-Kluczyk et al.// Clin Exp Med. – 2007. – Vol. 7, № 2. – P. 72–76.

68. Rosenstock, S. Risk factors for peptic ulcer disease: a population based prospective cohort study comprising 2416 Danish adults / S. Rosenstock, T. Jorgensen, O. Bonnevie, L. Andersen // Gut. – 2003. – Vol. 52. – P. 186–193.

69. Shikata, K. Population-based prospective study of the combined influence of cigarette smoking and Helicobacter pylori infection on gastric cancer incidence: the Hisayama study / K. Shikata, Y. Doy, K. Yonemorto et al. //Am J Epidemiol. – 2008. – Vol. 12. – P. 1409-1415.

70. Shimoyama, T. Comparicon of stool antigen test and serology for the diagnosis of Helicobacter pylori infection in mass survey / T. Shimoyama, T. Oyama, M. Matsuzuka et al. // Helicobacter. – 2009. - Vol. 14. - P. 87–90.

71. Sung, J.J. Systematic review: the global incidence and prevalence of peptic ulcer disease / J.J. Sung, E.J. Kuipers, H.B. El-Serag // Aliment Pharmacol Ther. – 2009. – Vol. 29. – P. 938–946.

72. Wen, S. Helicobacter pylori virulence factors in gastric carcinogenesis / S. Wen, S. Moss // Cancer Lett. – 2009. – Vol. 282. – P. 1-8.

73. Zou, J. Meta-analysis: Lactobacillus containing quadruple therapy versus standard triple first-line therapy for Helicobacter pylori eradication / J. Zou, J. Dong, X. Yu // Helicobacter. - 2009. - Vol. 14, № 5. - P. 97–107.

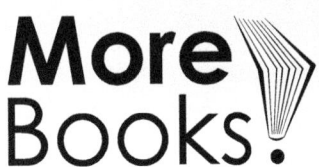
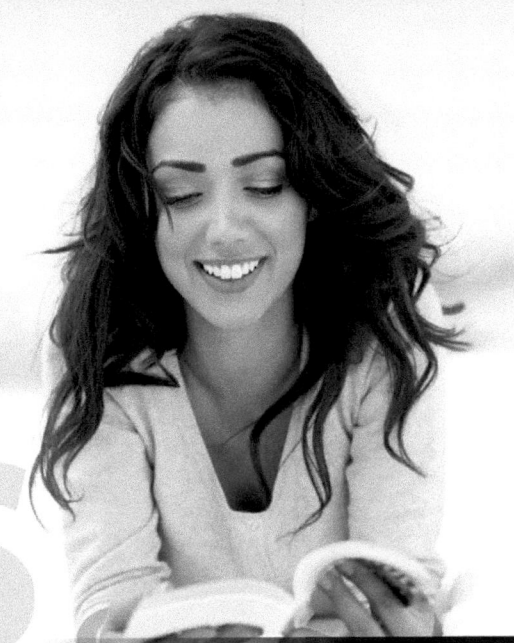
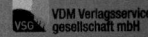

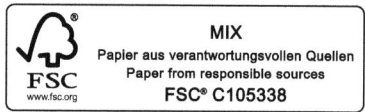

Printed by Books on Demand GmbH, Norderstedt / Germany